LECTURES PUBLIQUES

SUR

L'HOMŒOPATHIE

FAITES

AU PALAIS DES FACULTÉS DE CLERMONT-FERRAND

PAR

A. IMBERT-GOURBEYRE

PROFESSEUR DE MATIÈRE MÉDICALE A L'ÉCOLE DE MÉDECINE DE CLERMONT-FERRAND
Ancien interne de l'Hôtel-Dieu de Paris
Lauréat de l'Académie impériale de médecine (1854 et 1860)
Lauréat de la Société de médecine de Bordeaux (1854)
Membre du Conseil d'hygiène publique et de salubrité de Clermont-Ferrand
Médecin suppléant de l'Hôtel-Dieu
Membre titulaire de l'Académie des sciences, arts et belles-lettres de Clermont-Ferrand
Membre correspondant de la Société de médecine de Bordeaux
De l'Académie royale de Naples, et de la Société impériale de médecine de Lyon
MÉDECIN AUX EAUX DE ROYAT

PARIS

J.-B. BAILLIÈRE ET FILS

LIBRAIRES DE L'ACADÉMIE IMPÉRIALE DE MÉDECINE
Rue Hautefeuille, 19

| Londres | Madrid | New-York |
| HIPPOLYTE BAILLIÈRE | C. BAILLY-BAILLIERE | BAILLIÈRE BROTHERS |

LEIPZIG, E. JUNG-TREUTTEL, QUERSTRASSE, 10

1865
—

LECTURES PUBLIQUES

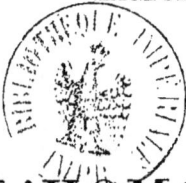

SUR

L'HOMŒOPATHIE

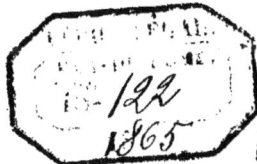

PRINCIPAUX OUVRAGES DE L'AUTEUR

—

1º Mémoire sur l'action physiologique de l'huile essentielle d'oranges amères *(Gazette médicale,* 1853).

2º Mémoire sur les propriétés antinévralgiques de l'aconit *(Gazette médicale,* 1854).

3º Mémoire sur l'action élective de l'aconit sur la tête et les nerfs de la face, dans ses rapports avec les propriétés antinévralgiques de ce médicament *(Gazette médicale,* 1855).

4º Mémoire sur l'éphidrose, les divers traitements employés contre cette maladie, et en particulier sur son traitement par l'aconit. *(Gazette médicale,* 1855).

5º Mémoire sur le traitement des angines par les mercuriaux, la belladone et l'aconit *(Moniteur des hôpitaux,* 1856).

6º De l'albuminurie puerpérale et de ses rapports avec l'éclampsie. Paris, 1856. *(Ouvrage couronné par l'Académie impériale de médecine.)*

7º Mémoire sur le bruit skodique et son véritable inventeur *(Gazette médicale,* 1857).

8º Etudes sur la paralysie arsénicale *(Gazette médicale,* 1858).

9º Mémoire sur les éruptions antimoniales *(Gazette médicale,* 1861).

10º Des paralysies puerpérales. Paris, 1861. *(Ouvrage couronné par l'Académie impériale de médecine.)*

11º Recherches pour servir à l'histoire de la contracture des extrémités. Paris, 1862.

12º Recherches historiques sur les paralysies consécutives aux maladies aiguës *(Gazette médicale,* 1863.)

13º Etudes sur quelques symptômes de l'arsenic et sur les eaux minérales arsénifères, pour servir en outre de démonstration aux doses infinitésimales. Paris, Delahaye, 1863.

LECTURES PUBLIQUES

SUR

L'HOMŒOPATHIE

FAITES

AU PALAIS DES FACULTÉS DE CLERMONT-FERRAND

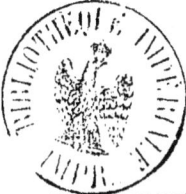

PAR

A. IMBERT-GOURBEYRE

PROFESSEUR DE MATIÈRE MÉDICALE A L'ÉCOLE DE MÉDECINE DE CLERMONT-FERRAND
Ancien interne de l'Hôtel-Dieu de Paris
Lauréat de l'Académie impériale de médecine (1854 et 1860)
Lauréat de la Société de médecine de Bordeaux (1854)
Membre du Conseil d'hygiène publique et de salubrité de Clermont-Ferrand
Médecin suppléant de l'Hôtel-Dieu
Membre titulaire de l'Académie des sciences, arts et belles-lettres de Clermont-Ferrand
Membre correspondant de la Société de médecine de Bordeaux
De l'Académie royale de Naples, et de la Société impériale de médecine de Lyon
MÉDECIN AUX EAUX DE ROYAT

PARIS
J.-B. BAILLIÈRE ET FILS
LIBRAIRES DE L'ACADÉMIE IMPÉRIALE DE MÉDECINE
Rue Hautefeuille, 19

Londres	Madrid	New-York
HIPPOLYTE BAILLIÈRE	C. BAILLY-BAILLIÈRE	BAILLIÈRE BROTHERS

LEIPZIG, E. JUNG-TREUTTEL, QUERSTRASSE, 10
1865

PRÉFACE

—

Je publie ces *Lectures sur l'homœopathie,* avec leurs lacunes et leurs défauts. J'ai été obligé, vu la composition de l'auditoire devant lequel elles ont été faites, de *vulgariser* la question. Si ce procédé exclut la forme didactique et sévère, il a, d'un autre côté, le grand avantage de forcer le professeur à être plus simple et plus accessible à toutes les intelligences. La vérité n'a rien à y perdre : la première condition de la lumière est de répandre la clarté.

Par derrière ce public restreint qui m'a écouté avec tant de bienveillance, il y a tout un grand public, surtout celui de mes confrères. C'est pour lui que j'ai pris la parole et que j'ai tenu à faire imprimer ces leçons. Ce public nombreux de praticiens est complètement trompé sur la question de l'homœopathie, et par les Corps savants et enseignants, et par la très-grande majorité des organes de la presse médicale. Je voudrais dessiller les yeux des *hommes de bonne volonté,* en leur offrant une exposition scienti-fique, en même temps qu'une défense vigoureuse de la doctrine de Hahnemann.

Ces *Lectures* ne sont pas autre chose qu'un plaidoyer en faveur de l'homœopathie réduite à sa juste valeur. J'ai parlé avec cette conviction que l'on puise dans des études approfondies, avec cette sincérité qu'engendre l'amour de la vérité, et avec cette chaleur que l'on met au service des grandes vérités méconnues et persé-cutées ; je n'ai pas voulu, sur cette question brûlante, trahir la cause de la science et de la liberté.

Je considère l'opposition que l'on fait à l'homœopathie comme la plus grande iniquité scientifique de notre époque. A cette heure, la médecine offre dans une partie de l'Europe, et principalement en France, le spectacle le plus triste et le plus douloureux qui puisse exister aux yeux de l'homme qui se préoccupe de la dignité, des droits et de la liberté de sa profession.

Toutefois cette guerre, car c'est là le véritable nom qu'il faut donner à cette lutte médicale, n'existe réellement que dans les grands centres; elle réside surtout à Paris, cette centralisation de toutes les centralisations. Aussi antiscientifique que antilibérale, elle conclut fatalement à l'abaissement de la profession. Cette guerre m'est d'autant plus odieuse que je la trouve indigne. Elle n'a pas eu besoin de sortir du terrain de l'opposition purement scientifique, attendu que cette opposition loyale et sérieuse n'a jamais existé. Quand du fond de ma province, je contemple cette lutte dont je connais tous les détails, je suis frappé de l'exclusivisme étroit et passionné des adversaires de l'école de Hahnemann.

Qu'on ne s'y trompe pas, il y a deux choses en médecine qui sont intimement liées : c'est le public et le Corps des médecins. Le public appartient à la médecine, parce qu'il en est le sujet; il n'est pas seulement partie, et, quoiqu'il soit taillable et corvéable à merci, il n'en est pas moins juge, et bon juge. Les allopathes peuvent-ils espérer de faire croire à ce public qui leur échappe, que l'homœopathie n'est qu'une illusion ou une imposture, et que ceux qui la pratiquent ne sont que des imbéciles ou des charlatáns? Et tel est pourtant leur langage.

On ferait beaucoup mieux d'étudier l'homœopathie, *que l'on ne sait pas*, que de jeter perpétuellement l'insulte ou le dédain à la face de confrères qui ont suivi la réforme hahnemanienne, pour sortir du chaos thérapeutique où nous avons tous vécu jusqu'à présent.

Que si je me mêlais de parler de chimie organique, et je déclare humblement l'ignorer entièrement; que si je me permettais en outre d'insulter aux labeurs et aux découvertes des chimistes modernes, les accusant et d'illusions et de mensonges, en appelant contre eux au for extérieur, administratif et gouvernemental, on me dirait en toute justice : — Vous n'êtes qu'un fou, un ignorant et un persécuteur de la science et de la liberté. —

Eh bien, puisque dans cette hypothèse on aurait le droit de
me tenir un pareil langage, je veux aussi, dans la réalité, qu'on
m'accorde celui d'en dire tout autant aux adversaires actuels de
l'homœopathie : — Quoi! vous ignorez les premiers éléments de
cette grande chimie humaine qu'on appelle l'homœopathie, c'est-
à-dire la pharmacodynamie vérifiée en partie double et sur
l'homme sain et sur l'homme malade; vous n'avez jamais fait
d'études spéciales à ce sujet; vos coryphées, on en compte jusqu'à deux, quand ils ont voulu l'aborder, ont commis les erreurs
les plus évidentes et les plus grossières; et vous croyez avoir le
droit de parler sur cette question! Pour moi, je vous le refuse.
Vous n'avez aucun droit, aucune autorité dans l'espèce. —

Il existe à cette heure en France, comme membres de l'Académie impériale et comme professeurs des Facultés et des Ecoles
de médecine, un personnel qui peut s'élever au chiffre de quatre
cents médecins environ. Je voudrais qu'on pût leur adresser les
quatre questions suivantes, avec prière d'y répondre tous individuellement :

1° Qu'est-ce que l'homœopathie ?

2° Que faut-il admettre en homœopathie ?

3° Que faut-il rejeter ?

4° Parmi les membres de l'Académie ou du Corps enseignant,
en est-il qui puissent consciencieusement se déclarer compétents
sur la question, comme l'ayant suffisamment étudiée et vérifiée
par des expériences complètes et décisives?

Je mets en fait que la plupart seraient très-embarrassés de répondre d'une manière exacte à la première question; que tous ne
sauraient que dire sur la seconde et la troisième; et qu'à l'unanimité ils diraient : Non, sur la quatrième.

Que si cette enquête auprès des Corps savants et enseignants
était possible, elle serait en un sens la meilleure réponse qu'on
pût faire à toutes les attaques dirigées contre l'homœopathie.

Je ne sais quel ministre initiateur et libéral viendra briser les
entraves qui pèsent en médecine sur l'enseignement de la thérapeutique; je ne sais quel Grand-Maître de l'Université donnera la
liberté à la réforme hahnemanienne, par la pratique des hôpitaux

et l'enseignement officiel, pour lui permettre de lutter avantageusement contre le nihilisme et le scepticisme de la thérapeutique actuelle ; mais le jour où luira pour la science cette liberté si simple et si élémentaire, ce grand Ministre aura bien mérité de la patrie.

La liberté est la seule solution possible d'une lutte qui *déshonore* à cette heure le corps médical. Si l'homœopathie est un mensonge, elle s'évanouira au grand jour ; si elle est une vérité, elle prendra sa place naturelle et légitime à côté de toutes les vérités qui constituent notre tradition.

L'homœopathie n'est pas toute la thérapeutique, mais elle la domine sur le terrain de la pharmacodynamie. Telle qu'elle est, elle est loin d'être le dernier mot de la science ; mais c'est une voie sûre et féconde dans laquelle il faut entrer.

Il serait bien temps de convertir une lutte qui, jusqu'à présent, n'a été qu'un *steeple-chase* de clientèle, en une discussion scientifique et sérieuse. Lorsqu'on portera les forces vives de l'observation sur cette thèse difficile ; lorsqu'on étudiera la thérapeutique ailleurs que dans les manuels et formulaires et à la quatrième page des journaux, la question aura fait un grand pas. L'homœopathie, revue, corrigée et augmentée, apparaîtra avec toute sa valeur ; et l'on dira que, depuis Hippocrate, Hahnemann a été le seul médecin qui ait véritablement fondé la thérapeutique.

Clermont-Ferrand, jour de l'Ascension, 1865.

LECTURES PUBLIQUES

SUR

L'HOMŒOPATHIE

PREMIÈRE LECTURE

—✺ 19 JANVIER ✺—

MESSIEURS,

Ma première parole doit être un remercîment pour le
chef distingué de cette Académie[1], que le Gouvernement vient d'appeler à de hautes fonctions, en l'enlevant
beaucoup trop tôt à notre estime profonde et à nos vives
sympathies. Je prie M. le Recteur de recevoir ici l'expression publique de ma reconnaissance de ce qu'il a bien
voulu m'ouvrir les portes de cette enceinte, et me permettre de faire quelques lectures à côté de ces Professeurs
des Facultés de Clermont maîtres en l'art de bien dire.

---

[1] M. Francisque Bouillier, nommé inspecteur général de l'Université, après quelques mois de rectorat à Clermont.

Ce remercîment doit aller plus haut, jusqu'au Ministre de l'instruction publique, qui, disons-le, a bien mérité des sciences et des lettres par la création des cours libres.

J'aime la liberté d'enseignement du fond de mes entrailles ; et quand on l'accorde sur quelques poinls, il faut en être reconnaissant.

C'est que la vérité est comme la lumière : elle n'a d'autre ennemi que les ténèbres, ténèbres de l'ignorance, du préjugé ou du monopole ; et c'est pour cela qu'il lui faut, pour jeter tout son éclat, l'atmosphère même de la liberté.

Mais, Messieurs, qui m'a poussé à faire sortir mon enseignement restreint et spécial de son cercle habituel ? J'ai obéi en cela à un besoin, à ce besoin qui pousse tout homme à prêcher ce qu'il croit être la vérité ; et ce besoin devient plus vif encore, lorsque cette vérité est contestée et attaquée de toutes parts.

Il y a quinze ans que je suis sur la brèche pour la défendre, à propos d'une question de médecine. En me donnant cette mission, j'ai été disposé dès l'origine à suivre toutes les juridictions en faveur de ma cause. C'est pourquoi je viens la porter à votre tribunal ; et quoique vous puissiez peut-être exciper de votre incompétence en la matière, vous n'en êtes pas moins très-intéressés à la question, puisqu'elle touche à tout ce que vous avez de plus précieux, à votre santé même.

Aujourd'hui, Messieurs, la médecine est divisée en deux camps bien distincts : les allopathes d'un côté, les homœopathes de l'autre, et il y a guerre entre les deux camps. Il ne faut pas s'étonner de ces divisions ; depuis

Hippocrate jusqu'à nos jours, il en a toujours été ainsi. L'histoire de la médecine n'est qu'une succession de systèmes divers et d'écoles rivales, et de tout temps les médecins se sont querellés entre eux. La médecine, notre commune mère, peut parfois s'attrister de ces luttes, surtout quand, sortant du terrain scientifique, elles portent atteinte à la liberté et à la dignité des personnes ; mais au fond, à l'inverse des autres mères, elle se réjouit en quelque sorte de la discorde de ses enfants, parce que en réalité elle en profite, et que ces divisions intestines accroissent incessamment et ses richesses et son empire. C'est surtout de la médecine qu'il faut dire : *Oportet hœreses esse :* Il faut qu'il y ait des hérésies, il faut qu'il y ait des divisions ; le progrès n'est qu'à ce prix.

Depuis longtemps j'ai voulu apprécier la position et les forces réelles des deux partis belligérants. Après de longues et sérieuses études, je suis arrivé à cette conviction profonde, que cette homœopathie que les médecins repoussaient en général, il fallait l'accepter dans ses principes fondamentaux, sauf des erreurs de détail, et voici que depuis douze ans au moins je suis devenu dans la presse médicale l'avocat des homœopathes.

Nous n'avons pas idée en province, grâces à Dieu, de l'antagonisme profond qui existe entre les deux camps. C'est surtout dans les grands centres de la France, surtout à Paris, cette Babylone médicale, que cet antagonisme s'élève à de hautes proportions. De l'antagonisme des doctrines on a passé à l'antagonisme des personnes. Pour un allopathe, tout homœopathe est au moins un rêveur et un illuminé, si toutefois il n'est pas un indigne charlatan.

D'un autre côté, pour les homœopathes, l'allopathie n'est qu'une immense erreur qui dure depuis deux mille ans, et c'est à leur école qu'il appartient de remplacer dans l'avenir toute la médecine ancienne. On ne peut pas concevoir des deux côtés une opposition plus vive et plus tranchée. Ajoutez à cela toutes les passions humaines, et l'*invidia medicorum pessima*, et vous aurez le tableau complet de la situation.

Dans ces affirmations et ces négations si accentuées de part et d'autre, il y a autant d'exagérations, autant d'erreurs que de mots. Essayons, au milieu de toute cette bagarre scientifique, de démêler ce qu'il y a de vrai et de faux dans les deux écoles rivales, de fixer les limites du droit ancien et du droit nouveau, et d'appeler la conciliation entre les médecins, en faisant lumière sur toutes ces choses.

En abordant la discussion générale, je ne descendrai point, Messieurs, sur ce terrain passionné où la médecine ne fait que s'avilir au milieu de compétitions personnelles. Je veux rester dans cette région élevée et sereine, où l'on cherche la vérité, rien que la vérité, au milieu des voiles et des obstacles de tout genre qui s'opposent à sa manifestation ; et si j'ai entrepris la mission de défendre devant vous mes honorables clients, les homœopathes, ce n'est qu'à une condition, c'est que je serai non-seulement leur avocat, mais encore leur juge.

Il en est de l'homœopathie comme de beaucoup d'autres questions ; tout le monde en parle, et personne, surtout parmi les adversaires, ne sait au juste ce qu'il en est. Il n'y a pas de question scientifique qui ait été plus embrouillée et plus dénaturée que celle-là.

Qu'est-ce que c'est donc que l'homœopathie ? Avant de répondre à cette question, jé dois naturellement vous faire l'histoire de cette doctrine. Cette histoire s'est incarnée dans la vie même de son fondateur, qui fut Samuel Hahnemann ; ce qui me conduit à vous donner sa biographie.

I.

Ce médecin célèbre naquit à Meissen, petite ville de la Saxe, le 10 avril 1755. Celui qui devait plus tard révolutionner la médecine dans sa branche la plus importante, et ouvrir à la thérapeutique la voie la plus large et la plus féconde, était fils d'un ouvrier peintre sur porcelaine.

A l'âge de douze ans, Hahnemann commença ses études littéraires ; il s'y distingua d'une manière exceptionnelle. Mais bientôt son père, n'ayant pas le moyen d'en faire plus longtemps les frais, le rappela auprès de lui. Ses professeurs supplièrent alors le père de ne pas leur enlever un élève qui promettait d'être une des illustrations du pays, et ouvrirent gratuitement au jeune Samuel l'entrée de tous leurs cours.

A l'âge de vingt ans, Hahnemann se rendit à Leipsick pour y faire ses études de médecine. Il avait pour toute fortune quatre-vingts francs dans sa poche. Aussi fut-il obligé pour vivre de traduire en allemand des livres français, anglais ou italiens.

Reçu docteur à Erlangen, en 1779., Hahnemann exerça la médecine en plusieurs endroits. Déjà en 1786

il publiait une monographie remarquable sur l'empoisonnement par l'arsenic, monographie qui a été copiée
par tous les grands toxicologistes étrangers, et qui est
bien supérieure à tout ce qui a été écrit en France sur
cette question [1].

Au bout de dix ans d'exercice de la médecine, en
1789, frappé de l'incertitude de son art, et persuadé
qu'il fallait étudier avant tout les actions positives des
médicaments, Hahnemann abandonna pendant trois
années la pratique médicale, et c'est dans cette période
triennale qu'il arriva à sa fameuse découverte, base
de tout son système.

Si 89 a été célèbre dans l'ère de nos libertés civiles
et politiques, 89 doit faire aussi date dans l'histoire de
la médecine. Un droit nouveau et révolutionnaire allait
surgir en face du droit ancien.

Dans une lettre écrite à son illustre ami Hufeland,
Hahnemann a raconté lui-même les doutes qui avaient
agité son âme en cette occasion.

« C'était, dit-il, un supplice pour moi de marcher
toujours dans l'obscurité, avec nos livres, lorsque j'avais
à traiter des malades, et de prescrire, d'après telle
hypothèse dans les maladies, des remèdes qui ne devaient qu'à l'arbitraire leur place dans la matière mé-

[1] Ses travaux sur l'arsenic sont un des plus beaux monuments élevés à l'histoire
de ce médicament. C'est avec toute l'observation ancienne et contemporaine, bien moins
qu'avec son observation personnelle, qu'il a édifié la symptomatologie arsénicale, au
moyen d'une érudition aussi vaste que légitime ; pour l'arsenic en particulier, et même
pour beaucoup d'autres médicaments héroïques, Hahnemann a surtout compilé les travaux des anciens observateurs ; il a écrit pour ainsi dire sous la dictée de la tradition,
tout en vérifiant incessamment lui-même. Aussi je ne crains pas d'affirmer que la majorité opposante fait preuve en ses attaques contre le célèbre fondateur de l'homœopathie, de l'ignorance la plus profonde. (Imbert-Gourbeyre, *Études sur quelques
symptômes de l'arsenic*, 1862.)

dicale. Je me faisais un cas de conscience de traiter les états morbides inconnus de mes frères souffrants par des médicaments inconnus qui, en qualité de substances très-actives, peuvent si facilement, quand ils ne sont pas rigoureusement appropriés, faire passer de la vie à la mort, ou produire des affections nouvelles et des maux chroniques souvent plus difficiles à éloigner que la maladie primitive. Devenir ainsi le meurtrier de mes frères était pour moi une idée si affreuse et si accablante, que je renonçai à la pratique pour ne plus m'exposer à nuire. »

Vingt ans plus tard, Hahnemann, plein d'enthousiasme pour la découverte de l'homœopathie, après avoir fait le tableau de la thérapeutique usuelle, s'écriait :

« Il était temps que la sagesse du divin Créateur et Conservateur des hommes mît fin à ces abominations, et qu'elle fît apparaître une médecine inverse qui, au lieu d'épuiser les humeurs et les forces par des vomitifs, des purgatifs, des bains chauds, des sudorifiques, ou des sialagogues, de verser à flots le sang indispensable à la vie, de torturer par des moyens douloureux, et d'ajouter sans cesse de nouvelles maladies aux anciennes..., ménage autant que possible les forces du malade, et les mène aussi doucement que promptement à une guérison durable, avec le secours d'un petit nombre d'agents simples, parfaitement connus, bien choisis et administrés à des doses minimes. Il était temps que la sagesse de Dieu fît découvrir l'homœopathie. »

A Dieu ne plaise, Messieurs, qu'en vous citant ces passages d'Hahnemann, je veuille faire chorus avec lui !

Ces pages sont regrettables; elles émanent d'un esprit excessif. Le génie a aussi ses divagations, et plus d'une fois nous surprendrons Hahnemann en flagrant délit de telles fautes.

Les lignes que je vous ai citées sont une injure à l'égard de Dieu et de tous les médecins passés, présents et futurs. Non, il n'est point vrai que le genre humain, dès son origine, ait été livré aux abominations de la médecine : « Honorez le médecin, parce que vous en avez besoin, disent les livres saints; car c'est le Très-Haut qui l'a créé : *Honora medicum, propter necessitatem; creavit enim illum Altissimus.* Et Dieu eût-il recommandé d'honorer le médecin, si les médecins avaient été réellement un fléau pour l'humanité?

Avant Hahnemann, on guérissait très-bien les fièvres intermittentes avec le quinquina; le goître, avec l'éponge ou l'iode; certaines maladies, avec le mercure. Dans toute la tradition, il y a eu nombre d'applications positives de médicaments savamment employés au soulagement de nos semblables; et ces médications, la plupart spécifiques, quoique très-restreintes, suffisaient à fonder la conscience du médecin et à lui donner foi dans son art. — C'est là-dessus que vit encore la conscience de tous les médecins qui n'ont point trempé dans le scepticisme, ou qui n'ont pas suivi le drapeau du réformateur allemand. — Si les médecins antérieurs à Hahnemann n'ont pas mieux fait, c'est qu'ils n'en savaient pas davantage.

Cette proscription en masse de l'ancienne thérapeutique est aussi injuste que ridicule. La passion a rendu le fondateur de l'homœopathie inconséquent, puisque dans un autre chapitre [1] il énumère, sous le nom de guérisons allopathiques dues au hasard, une série de faits qui font honneur à l'ancienne école.

Du reste, ces invectives d'Hahnemann contre la tradition ont été une maladresse, et n'ont pas peu contribué à faire repousser sa doctrine par la majorité.

Hâtons-nous de dire cependant que Hahnemann n'est pas aussi coupable qu'il en a l'air. Quoiqu'il ait été excessif, il y a des excuses et même des motifs sérieux pour le scepticisme et le découragement dans lequel il tomba au début de sa carrière; et à supposer qu'il ait péché, il n'a pas été le seul à le faire, et à coup sûr il a péché en fort bonne compagnie.

Pour bien comprendre ce que je vais dire, il faut savoir que la médecine se divise en trois branches principales : la physiologie, la pathologie et la thérapeutique.

La physiologie, c'est l'étude de l'homme en pleine santé; la pathologie, c'est l'étude de l'homme malade; la thérapeutique comprend l'ensemble des moyens de guérir. On la confond souvent avec la matière médicale qui traite spécialement des drogues, ou médicaments, et de leur application dans les maladies.

Or, autant la médecine a fait de progrès et de conquêtes en physiologie et en pathologie, autant elle est arriérée, incomplète, remplie de contradictions et d'erreurs en thérapeutique ou matière médicale.

Et attendu que le sage n'affirme rien qu'il ne prouve, permettez-moi de vous citer à ce sujet une série d'aveux

[1] *Exposition de la doctrine médicale homœopathique, ou organon de l'art de guérir.*

qui vous étonneront, et qui émanent, non pas de médecins vulgaires, mais de médecins qui font véritablement autorité, et que nous nous plaisons à décorer souvent du beau nom de princes de la science.

« Est-ce qu'une main hardie ne nettoiera pas cette étable d'Augias ? » s'écriait Stahl au commencement du siècle dernier, à propos de la matière médicale.

« Ce n'est point une science, disait Bichat, pour un esprit méthodique ; c'est un assemblage informe d'idées inexactes, de moyens illusoires, de formules aussi bizarrement conçues que fastidieusement assemblées. »

« Loin de s'enrichir dans la proportion des autres branches de la médecine, disait Bayle de son côté, la matière médicale a fait réellement des progrès rétrogrades. »

Ecoutez Pinel, qui nous dit : « La thérapeutique est une des parties de la médecine qui doit éprouver une réforme générale. »

L'auteur d'un bon traité de matière médicale, Barbier (d'Amiens), n'a pas craint de dire : « La matière médicale est une collection de conclusions trompeuses, d'annonces décevantes plutôt qu'une véritable science. »

Pour M. Bouillaud, la thérapeutique est dans un état déplorable, et M. Chomel avoue que les ténèbres enveloppent encore cette branche la plus importante de la médecine.

Enfin M. Trousseau s'écrie que la thérapeutique et la matière médicale sont à notre époque dans le chaos d'une transition [1].

---

[1] « Tout ce qu'on appelle pratique médicale est dans le fond un mélange bizarre des restes surannés de tous les systèmes, de faits souvent mal vus et mal observés, et

Et quel spectacle offre à cette heure la thérapeutique ? C'est une véritable bourse où, semblables aux actions industrielles, tels médicaments subissent pendant quelque temps une hausse exagérée sur toute la ligne, pour tomber ensuite dans une défaveur aussi peu méritée que la réaction contraire. Le progrès actuel, c'est la réclame et la spéculation à la quatrième page des journaux, c'est la spéculation avec ses hontes et ses mensonges. Partant, les esprits sérieux et élevés continuent à s'exclamer douloureusement sur l'art de guérir; ils s'endorment dans le scepticisme, tandis que d'autres suivent la routine et apaisent les tourments de leur conscience médicale en s'appuyant sur un certain nombre de médications très-positives; et pendant ce temps, la majorité vit de polypharmacie faite à coups de formulaires, masquant parfois un empirisme déraisonné sous les formes ridicules d'une inspiration artistique.

Puisque, en thérapeutique, au dire des princes de la science, tout est inexact, illusoire, rétrograde, décevant, et déplorable, puisque tout est à réformer, plein de ténèbres, et dans un chaos de transition, il ne faut pas s'étonner du scepticisme et du découragement qui prirent

de routines transmises par nos pères. » (Fodéra, *Histoire de quelques doctrines médicales.*)

« Aucune science humaine n'a été et n'est encore infectée de plus de préjugés que la matière médicale. » (Prof. Rostan.)

« Absence complète de doctrines scientifiques en médecine, *absence de principe* dans l'application de l'art, empirisme partout, voilà l'état de la médecine. » (Prof. Malgaigne, *Séance de l'Académie de médecine,* 8 *janvier* 1856.)

J'ai extrait la plupart de ces citations, là et ailleurs, de l'excellent livre de M. Lud. de Parseval : *Homœopathie et allopathie,* Paris, 1856. Je conseille la lecture de ce livre. On y verra comment les allopathes se sont jugés eux-mêmes au point de vue thérapeutique, et l'on aura peine à comprendre comment, après de tels jugements et de tels aveux, ils osent attaquer la doctrine d'Hahnemann.

un jour Hahnemann, et de ses invectives contre la thérapeutique.

Ainsi, Messieurs, allopathes et homœopathes, tous se sont entendus à merveille pour jeter l'insulte et le dédain à toute la tradition passée, s'écriant qu'il fallait reprendre tout l'édifice thérapeutique par sa base : *Ars instauranda est ab imis.*

Malgré ces aveux formidables, je soutiens qu'à cette heure le médecin consciencieux et studieux n'a point le droit de se livrer au découragement et au scepticisme, et je suis loin de m'incliner devant ces arrêts en forme qui ont été prononcés par les princes de la science contre la thérapeutique.

Ces jugements sont surtout émanés de la légèreté, de l'absence d'études et de doctrine sur la question. Quelles que soient les difficultés de la matière médicale, ou pharmacodynamie, le jour où on l'étudiera sérieusement, on se convaincra qu'elle est basée sur une tradition puissante et sur un certain nombre de principes fondamentaux. L'esprit humain n'a pas travaillé en vain deux mille ans sur les médicaments. Il existe des matériaux immenses ; mais ils sont épars, et il faut les colliger. Il existe des lois ou données générales ; mais il faut les dégager des erreurs qui les voilent.

Le scepticisme d'Hahnemann lui fit donc rêver une thérapeutique meilleure. Doué d'une âme naturellement chrétienne, il se dit à lui-même : « Il y a un Dieu qui est la sagesse et la bonté mêmes ; donc il doit y avoir aussi un moyen créé par lui de guérir les maladies avec certitude. »

Il se mit alors à l'œuvre pour chercher ce grand secret.

« Pourquoi, disait-il, ce moyen n'a-t-il pas été trouvé depuis vingt siècles qu'il existe des hommes qui se disent médecins? C'est peut-être parce qu'il était trop près de nous et trop facile, parce qu'il ne fallait pour y arriver, ni brillants sophismes ni séduisantes hypothèses. Eh bien! je chercherai tout près de moi, où il doit être, ce moyen auquel personne n'a songé, sans doute parce qu'il était trop simple. »

Puis il raconte de quelle manière il s'engagea dans cette voie nouvelle.

« Tu dois, dit-il, observer la manière dont les médicaments agissent sur le corps de l'homme, lorsqu'il se trouve en pleine santé. Les changements qu'ils déterminent alors n'ont pas lieu en vain, et doivent certainement signifier quelque chose; car sans cela pourquoi s'opéreraient-ils? Peut-être est-ce là la seule langue dans laquelle ils puissent exprimer à l'observateur le but de leur existence. »

Hahnemann était déjà bien près de la vérité, lorsqu'un jour, occupé à traduire la matière médicale de Cullen, au chapitre du quinquina, il fut frappé des propriétés thérapeutiques nombreuses et contradictoires attribuées sans critique à ce remède, et des hypothèses variées, plus ou moins singulières, émises pour expliquer son action fébrifuge. Alors, par un de ces traits d'illumination subite dont l'histoire des grandes découvertes offre quelques exemples : « Tranchons le nœud, s'écria-t-il, j'essaierai le quinquina sur moi-même, et j'en observerai les effets. » Il prit une forte décoction de cette écorce, et fut atteint d'un complet accès de fièvre intermittente. Conclure de cause à effet, de la propriété fébrigène

du quina à sa faculté fébrifuge, généraliser ce mode
d'action, l'appliquer à tous les spécifiques, tel fut
pour le génie de Hahnemann le résultat de cette
remarquable expérience, et la loi des semblables était
trouvée [1].

Cette loi une fois constatée sur un seul médicament,
Hahnemann se mit à l'œuvre, et expérimenta à l'état
sain un grand nombre de remèdes sur lui-même, s'aidant
aussi de l'expérimentation de ses amis et de ses élèves :
travail immense qui dura tout le reste de sa vie, cinquante
ans, et qui nous a valu ce monument grandiose élevé à
la matière médicale, où près de cent médicaments sont
décrits avec toutes leurs propriétés physiologiques.

Veuillez remarquer, Messieurs, qu'Hahnemann est
arrivé à sa grande découverte par la voie du bon sens.
Qu'y a-t-il en effet de plus naturel, de plus conforme
au bon sens, que de penser que, avant de jeter un remède dans l'estomac d'un malade, il faut savoir exactement ce qu'il peut produire en pleine santé? C'est de
l'expérimentation sur l'homme sain que Hahnemann est
parti pour se permettre d'expérimenter sur l'homme
malade.

On peut dire d'une manière générale qu'avant lui on
se contentait d'employer les remèdes dans l'état de maladie, sans savoir bien au juste quels effets ils pouvaient
produire dans l'état de santé. On a donné le nom d'expérimentation pure à l'expérimentation qui a lieu sur
l'homme en pleine santé.

---

[1] Aug. Rapou, *Histoire de la doctrine médicale homœopathique*, t. 1er,
p. 390, Paris, 1847. — C'est la lecture de ce livre qui a commencé à me faire prendre
l'homœopathie en sérieuse considération. Je le recommande aux médecins impartiaux
et progressistes.

Hahnemann est venu dire aux médecins : — Faites de l'expérimentation pure sur les remèdes, pour savoir comment il faut les administrer dans l'état de maladie. C'est là tout le secret. —

C'est une chose bien simple que cette découverte, et, il faut le dire, on était resté deux mille ans sans y songer sérieusement, se contentant de routine et d'empirisme, et administrant les remèdes le plus souvent au petit bonheur, d'après des données arbitraires et tout à fait hypothétiques.

C'est en 1796 que Hahnemann fit connaitre sa belle découverte, en publiant dans le journal de Hufeland un mémoire intitulé : *Essai sur un nouveau principe pour trouver les vertus d'un médicament, avec un coup d'œil sur les principes suivis jusqu'à ce jour.*

En 1805, il fit paraitre ses *Fragments sur les vertus positives des médicaments;* — en 1810, son livre célèbre de l'*Organon*, où il expose d'une manière complète sa doctrine; — de 1811 à 1821, ses six volumes de la matière médicale pure; — et de 1828 à 1830, son traité des maladies chroniques.

Pendant une grande partie de sa vie, cet homme illustre fut en butte aux railleries, aux calomnies et aux persécutions de ses confrères.

Après un séjour d'une dizaine d'années à Leipsick, il finit par se retirer à Anhalt-Kœthen, où le duc régnant, dont il était le médecin, lui avait offert un asile.

La persécution l'y retrouva encore. On raconte que les médecins de la ville parvinrent à ameuter contre lui la populace, qui vint un jour briser ses vitres à coups de pierre. Hahnemann en fut si indigné, qu'il ne voulut plus sortir de sa maison. C'est à peine s'il se montra deux ou trois fois hors de chez lui, durant les quinze années de son séjour à Kœthen.

Vous voyez, Messieurs, qu'en médecine on ne peut pas toujours se permettre impunément d'être d'un avis différent de celui de ses confrères ; d'où il faut conclure avec le proverbe que la jalousie des médecins est ce qu'il y a de pire : *Invidia medicorum pessima.*

Ce fut alors qu'Hahnemann arriva à la double fortune de la richesse et de la gloire. Toute la grande clientèle aristocratique de l'Europe allait le consulter à Kœthen ; il était considéré comme un oracle, et en même temps le monde entier commençait à se peupler de ses nombreux disciples.

Hahnemann perdit sa femme en 1827. Il se remaria en 1835 avec une Française venue en Allemagne pour le consulter. Il vint alors à Paris, continuer sa célébrité et ses succès. Il y mourut le 2 juillet 1843, à l'âge de quatre-vingt-huit ans.

Permettez-moi ici, Messieurs, un souvenir personnel. J'étais alors à Paris, à la veille d'être reçu docteur en médecine ; et quoique vivant au milieu du grand mouvement scientifique de la Faculté et des hôpitaux, je n'avais jamais entendu prononcer le nom d'Hahnemann ; je ne savais même pas qu'il résidât depuis huit ans dans la capitale, tant était grande la conspiration du silence que l'enseignement soi-disant orthodoxe organisait, comme il le fait encore, autour de l'homœopathie.

Aujourd'hui j'ai un immense regret, celui de n'avoir pas pu contempler les traits de ce maître illustre entre tous, dont je devais plus tard défendre la doctrine, et de ne l'avoir point accompagné à sa dernière demeure.

Quelques années auparavant, Broussais venait de mourir. Cet homme célèbre, qui avait révolutionné la pathologie et anéanti nos traditions thérapeutiques en réduisant toutes les méthodes de guérison à l'eau de gomme et aux saignées, cet homme célèbre, dis-je, reçut à sa mort une magnifique ovation de la jeunesse des écoles. On dételā les chevaux de la voiture funèbre, et les étudiants, s'attelant à une immense corde pour traîner le char, conduisirent eux-mêmes leur maître à travers Paris jusqu'au champ du repos.

Hahnemann, qui avait restauré une à une toutes les traditions pharmacologiques foulées au pied par Broussais ; Hahnemann, qui avait fondé la thérapeutique sur des bases réellés et sérieuses, Hahnemann fut conduit à sa dernière demeure par quelques rares disciples ; et la jeunesse des écolês, trompée par les préjugés et l'intolérance de ses maîtres, n'était point là pour saluer les restes d'un homme qui devait laisser un nom immortel.

Mais maintenant, Messieurs, l'heure de la justice et de la réparation semble vouloir sonner, et après la persécution je vois arriver à grands pas le triomphe.

Voici près d'un demi-siècle que la doctrine de Hahnemann a pris rang dans la science. Le médecin allemand a fait véritablement école. Il a réussi à diviser le monde médical en deux camps. Par le temps qui court, c'est un véritable succès, car nous sommes à cette heure en pleine démocratie scientifique. On ne croit plus les maîtres sur parole, et aujourd'hui les bouches ensei-

gnantes ne se font écouter qu'en empruntant leur autorité
à celle des faits.

Quel est le médecin de nos jours qui a pu réussir à
fonder une école aussi nombreuse, aussi vivace que
l'école d'Hahnemann?

Broussais avait vu son école tomber même de son
vivant, et avait fini par devenir homœopathe. Depuis
Broussais, je cherche en vain un grand maître. Je vois
beaucoup de petits maîtres qui, avec de petites idées,
de petits livres, s'essaient à faire de petits systèmes ou
de petites écoles : tentatives éphémères et impuissantes.

Et à côté de ces impuissances de l'enseignement établi,
et au milieu du scepticisme et de l'indifférence qui rongent
la profession médicale, je vois s'élever et grandir, à
l'ombre du nom d'Hahnemann, une école pleine de viri-
lité, défendant avec foi et lumière des principes communs,
et défrichant avec ardeur les champs abandonnés de la
thérapeutique.

Toutefois, Messieurs, que si vous lisiez nos journaux
de médecine, vous y verriez souvent annoncée la déca-
dence de l'homœopathie. Il n'est pas si petit journaliste
qui, dans un premier Paris médical à l'adresse des mou-
tons de Panurge de la province, n'enterre régulièrement
tous les mois l'école d'Hahnemann, s'écriant dans un
style bossuétique : L'homœopathie se meurt! l'homœopathie est morte ! *Madame se meurt! Madame est morte !*
Cependant, au milieu de ces enterrements aussi ridicules
que périodiques, l'homœopathie vit toujours; elle fait
même des progrès incessants.

Il y a aujourd'hui par le monde quatre à cinq mille
homœopathes, dont deux mille en Amérique, cette terre

classique de la liberté scientifique, six cents en Allemagne, cinq cents en France, trois cents en Angleterre, trois cents en Espagne, et deux cents en Italie, et le reste en des contrées bien diverses.

Dans ces différents pays, l'homœopathie possède cinquante hôpitaux, plus de cent dispensaires; il existe cinquante sociétés homœopathiques de médecine, et presque autant de journaux.

Dans l'Amérique du Nord, grâce encore à la liberté, il y a deux facultés de médecine homœopathique; il y en a une troisième au Brésil.

En France, en comptant les disciples secrets de l'homœopathie à côté des homœopathes avérés, on peut calculer que sur vingt médecins il y a au moins un homœopathe

Que si nous avions une liberté scientifique complète, que si les adversaires de l'homœopathie, par les hauts et puissants meneurs qu'ils possèdent, n'encombraient pas les antichambres du pouvoir, à l'effet de le tromper sur la valeur réelle de cette doctrine, il n'y aurait bientôt plus en France ni allopathes ni homœopathes : il n'y aurait que des médecins saluant Hahnemann du nom de maître, et s'inclinant devant son génie.

Pour moi, j'ai foi dans l'avenir, j'ai foi dans la vérité hahnemanienne, et je sais de science certaine qu'elle finira par triompher. Il y a plusieurs années, j'ai prédit l'avenir réservé à l'homœopathie en prononçant l'éloge de Michel Bertrand, le médecin d'Auvergne qui a rapporté le plus de gloire à son pays, et je disais, car je tiens à répéter ici ma prophétie :

« Aujourd'hui, les médecins sont tous homœopathes

en principe, s'ils ne le sont pas encore de fait... Du reste,
le flot monte. Nos Césars, il est vrai, hésitent encore ;
mais en vérité, je vous le dis, ils passeront bientôt le
Rubicon. Avant une génération, je n'en doute pas, pour
mon compte, nous serons tous ralliés à Hahnemann,
et sauf quelques voix discordantes, on se sera entendu
sur le double fondement de la réforme thérapeutique
hahnemánienne. Nous n'aurons rien perdu des vérités
acquises, nous quitterons seulement plus d'une erreur ;
à l'or ancien nous ajouterons l'or nouveau [1], et nous
aurons conquis une double loi pour nous conduire sur
le terrain si difficile de la pharmacodynamie. Un jour,
nos fils seront étonnés des injures qu'un grand nombre
de leurs pères (et des plus célèbres!) auront jetées à la
figure d'Hahnemann, et ils acclameront tous ce que la
majorité actuelle voudrait proscrire sans étudier. »

II.

Il est bien temps d'aborder le fonds de notre thèse,
et de répondre à cette question : Qu'est-ce que l'homœopathie?

C'est tout simplement une méthode thérapeutique, qui
fait dériver l'emploi des remèdes de leurs propriétés physiologiques, d'après une loi particulière nommée loi des
semblables ou loi de similitude, et qui en outre emploie

---

[1] *Adjiciamus aurum auro.*

le plus souvent ces remèdes à des doses très-minimes, doses qu'on appelle infinitésimales.

Ce sont là les deux points fondamentaux de l'homœopathie : d'un côté la loi des semblables, de l'autre la question des doses infinitésimales.

Aujourd'hui nous ne ferons qu'exposer la loi des semblables. Dans les leçons suivantes, nous discuterons cette loi ; plus tard nous traiterons des doses, en répondant à toutes les objections qui ont été faites contre l'homœopathie.

Tel est le programme que j'ai eu l'honneur de soumettre à Son Excellence le Ministre de l'instruction publique, et j'y serai fidèle.

Pour bien vous faire comprendre ce qu'est la loi des semblables, permettez-moi de vous citer quelques faits d'observation sur les médicaments, en choisissant pour exemples ceux qui vous sont le plus familiers.

Prenons d'abord le café, qui non-seulement est un aliment, mais encore un médicament. Il est d'observation pour tout le monde que le café empêche de dormir, surtout quand on n'en a pas l'habitude. Il met dans un état particulier d'agitation et d'insomnie : c'est un fait.

D'un autre côté, on a souvent observé que certaines personnes affectées de cette maladie qu'on appelle l'insomnie nerveuse, en guérissent très-bien par le café.

Voici donc le café qui, chez un homme bien portant, détermine l'insomnie, et qui chez un autre sujet frappé d'insomnie, au lieu de l'augmenter, la guérit au contraire. Dans le premier cas, le café produit l'insomnie ; dans le second, il la guérit.

Ce sont là deux faits parallèles incontestables. Le pre-

mier fait est un fait physiologique, parce qu'il ressort
de l'expérimentation sur l'homme sain; on le nomme
encore fait pathogénétique, parce que ce dernier mot
signifie génération de maladie; et en effet, dans l'espèce,
le café est générateur de maladie, puisqu'il donne l'insomnie. En face du fait physiologique ou pathogénétique
se trouve le fait thérapeutique du café, qui guérit d'un
autre côté l'insomnie. Que si maintenant on compare ces
deux faits, il en résulte nécessairement qu'on a guéri
une maladie, l'insomnie, avec un remède qui a justement la propriété de produire un état analogue ou semblable à cette maladie, et l'on dit alors que le café a
eu dans ce cas une action homœopathique; car le mot
grec *homœopathie* signifie maladie semblable, et ce rapport qui existe entre ces deux faits comparés constitue
ce qu'on appelle la loi des semblables, ou loi de similitude.

Prenons maintenant un second exemple, le tabac.
Tout le monde sait que la première pipe ou le premier
cigare que l'on fume, fait assez souvent payer l'appren-
tissage de cette funeste habitude, trop répandue de nos
jours. Quel est le collégien qui, fumant en cachette pour
la première fois, n'en a pas été plus ou moins malade?
Les accidents causés par le tabac sont très-nombreux;
j'espère vous les raconter un jour, si la permission de
vous parler m'est continuée, et je vous démontrerai l'influence fâcheuse de ce poison sur la santé publique. Or,
entre autres accidents, le tabac cause très-souvent du
vertige. Eh bien! d'un autre côté, dans certains cas de
vertige, ce même tabac devient un excellent remède.
Il y a près de deux cents ans qu'un anatomiste distingué,
Diemerbrœck, a signalé ce fait.

Il y a près de deux siècles, on nous apporta d'Amérique une racine qu'on appelait ipécacuanha et qu'on disait merveilleuse contre la dyssenterie. Or, l'ipécacuanha purge très-bien de lui-même. On emploie donc et avec succès un remède qui provoque des purgations, pour combattre les purgations si douloureuses de la dyssenterie.

Il en est de même du calomel, si usité chez les Anglais contre les diarrhées et les dyssenteries. Or, le calomel peut produire par lui-même la diarrhée et même la dyssenterie.

Le mercure et ses diverses préparations sont un des meilleurs remèdes contre les maladies de la gorge, angines de toutes espèces. Or, le mercure détermine par lui-même l'angine avec la plus grande facilité, et tous les médecins savent très-bien qu'il existe une angine mercurielle.

Donc, lorsque dans une angine on administre le calomel, ou protochlorure de mercure, on combat l'angine avec un moyen qui a la puissance de la produire par lui-même.

Il n'y a pas de maladie qui ressemble plus à une attaque de choléra que l'empoisonnement par l'arsenic, si bien que nombre de fois il y a eu erreur en pareil cas, et que des médecins ont pris pour un choléra ce qui n'était au fond qu'un véritable empoisonnement arsenical. Or, l'arsenic est un des meilleurs remèdes contre le choléra. Donc, si ce fait thérapeutique est vrai, on guérit alors le choléra avec un agent qui produit des accidents tout à fait semblables à ceux de cette redoutable maladie.

Je n'en finirais pas si je voulais vous citer tous les

faits homœopathiques constatés par l'observation ; il faudrait suivre tous les remèdes connus jusqu'à cette heure. Permettez-moi seulement d'ajouter ici un dernier document qui vous intéressera peut-être.

Notre ville de Clermont, Messieurs, a fourni, sans s'en douter, une fort belle démonstration d'un fait homœopathique qui n'avait jamais été ni entrevu ni constaté ; en voici l'histoire.

Vous savez tous qu'il se confit chaque année dans nos murs une énorme quantité de ces orangettes qui portent le nom vulgaire de *chinois*. Avant d'être livrés à la confiture, les chinois subissent un travail préalable ; ils sont pelés, et cette simple opération occupe à Clermont, à l'époque de la saison, un grand nombre d'ouvrières.

Au mois de juillet 1852, allant visiter un ouvrier malade, je trouvai sa femme occupée à peler des chinois. Je lui demandai si ce genre d'ouvrage ne la fatiguait point, et elle me répondit que ça la rendait malade, que bien d'autres ouvrières en étaient malades aussi, qu'il en était même qui avaient été obligées de quitter ce travail par suite d'attaques qu'elles avaient eues.

Il n'en fallut pas davantage pour éveiller ma curiosité et provoquer de ma part un examen sérieux. Je me mis à suivre toutes les peleuses, m'enquérant en détail des accidents divers que leur faisaient éprouver les chinois.

Et quel fut le résultat de cet examen poursuivi sur près de quarante ouvrières ? C'est que l'huile essentielle d'orange contenue dans l'écorce des chinois, et inhalée continuellement par elles pendant l'opération de peler, leur causait une foule d'accidents nerveux, tels que maux de tête, névralgies, bourdonnements d'oreille, oppression, maux d'estomac, pandiculations, agitation et insomnie nocturnes, et jusqu'à des convulsions ressemblant à de l'épilepsie.

Le principe actif, cause de ces accidents, est absolument le même que celui qui se trouve dans l'eau de fleurs d'oranger et les feuilles d'oranger, deux remèdes essentiellement populaires. Or, ces deux médicaments sont employés tous les jours contre les mêmes affections constatées chez les peleuses de chinois.

Le symptôme dominant chez elles était surtout un agacement nerveux particulier, et une agitation continuelle pendant le sommeil.

Or, quelle est la femme vaporeuse qui ne calme pas ses nerfs avec l'eau de fleurs d'oranger? Quelle est la maîtresse de maison qui ne met pas religieusement dans le *verre d'eau* à l'usage de ses hôtes, un flacon d'eau de fleurs d'oranger à côté du sucrier, pour procurer au besoin une nuit calme et tranquille? N'administre-t-on pas tous les jours l'infusion de feuilles d'oranger pour combattre une foule de petits malaises et d'accidents nerveux? Nos ouvrières étaient fort sujettes à des maux d'estomac; et quel est celui d'entre vous qui, souffrant de l'estomac, ne s'est pas vu ordonner par son médecin du sirop d'écorces d'oranges amères?

La poudre de feuilles d'oranger a joui autrefois d'une grande réputation contre les convulsions épileptiformes.

Que fait-on dans ces circonstances diverses? On combat tous ces accidents juste avec un médicament qui a la propriété de les produire d'autre part, comme cela est arrivé à nos peleuses de chinois.

C'est là un fait homœopathique important démontré pour la première fois sur l'un des médicaments les plus vulgaires, et c'est notre ville de Clermont qui en a eu l'honneur.

J'ai pour ma part, Messieurs, une reconnaissance singulière aux *chinois*. C'est à eux que je dois d'avoir pu entrevoir toute la vérité et la fécondité du principe homœopathique; ce sont eux qui m'ont rallié à la doctrine hahnemanienne; et si l'homœopathie n'avait pas été inventée, grâce aux chinois, j'aurais pu aussi en être l'inventeur; mais malheureusement j'étais arrivé soixante ans trop tard.

Non-seulement la loi des semblables est démontrée par les faits que je viens de vous citer et autres analogues, mais elle se démontre encore sur le terrain de ce qu'on appelle la prophylaxie, ou, pour parler moins grec, les moyens de prévenir les maladies; car, grâce à la providence de Dieu, nous possédons des agents, de véritables remèdes, qui, introduits dans l'économie, peuvent nous mettre à l'abri de telle maladie que nous n'avons pas encore, et qui pourrait nous atteindre plus tard. J'en citerai deux exemples.

Hahnemann a signalé au commencement même de ce siècle, il y a aujourd'hui soixante-cinq ans, la vertu préservatrice de la belladone dans le cas de scarlatine. Ce fait a été constaté et accepté par un grand nombre de médecins tant allopathes qu'homœopathes; il parait incontestable. Or, il repose sur une donnée essentiellement homœopathique, sur cette propriété qu'a la belladone de produire à la peau des éruptions scarlatiniformes,

sans parler du mal de gorge, qui est un des caractères
de la scarlatine. Ainsi, en temps d'épidémie de scarlatine,
on a pu préserver un grand nombre d'individus en leur
faisant prendre de la belladone, plante qui a la propriété de produire des accidents semblables à ceux de
la scarlatine.

Mais le plus bel exemple que nous possédions de préservation de maladies par le procédé homœopathique,
se trouve dans l'histoire même de la vaccine. Vous savez
tous que c'est un médecin anglais, l'immortel Jenner,
qui a trouvé ce moyen pour préserver de cette affreuse
maladie qu'on appelle la petite vérole. Il avait remarqué
que les valets de ferme occupés à traire les vaches atteintes
de *cowpox*, contractaient souvent aux mains une éruption
de boutons semblables à ceux résidant sur le pis de
l'animal, et que les individus qui avaient pris ce mal des
vaches mêmes, n'avaient jamais la petite vérole. Cette
affection particulière aux vaches ressemble, pour la forme
des boutons, aux boutons de la petite-vérole ; ce qui lui
a fait donner en anglais le nom de *cowpox*, qui signifie
petite vérole des vaches.

Jenner conclut de ce fait que, puisque la maladie
contagieuse, en se transmettant de l'animal aux valets
de ferme, les préservait de la petite vérole, il n'y avait
qu'à transmettre par inoculation ce virus à tout le monde,
pour mettre également à l'abri de cette maladie ; il expérimenta, et la vaccine, mot imposé à l'opération préservatrice pour indiquer son origine, fut acquise comme
un immense bienfait pour l'humanité.

Et maintenant au fond qu'est-ce que la vaccine ? C'est
un virus animal que l'on propage d'homme à homme,

et qui produit une éruption de pustules semblables à
celles de la petite vérole. La maladie transmise et déve-
loppée chez l'homme par inoculation, est une image
adoucie de la petite vérole, comme marche, comme
fièvre et comme éruption. On préserve donc de la petite
vérole par une maladie particulière qui lui ressemble de
tous points. On fait de la thérapeutique de préservation
par un moyen qui produit des effets semblables. C'est là,
sur le terrain de la prophylaxie, une confirmation de
la loi de similitude.

Du reste, on ne peut pas toucher au moindre médicament venu, sans rencontrer à chaque pas la démonstration de la loi de similitude. Elle ressort incessamment
de la comparaison du fait physiologique et du fait thérapeutique.

Un médicament a-t-il par lui-même la propriété de
produire des éruptions à la peau, voici que sur le terrain
de la thérapeutique il a aussi la propriété de guérir
des éruptions analogues. Le soufre, l'arsenic, les cantharides provoquent des éruptions nombreuses; or ces
trois médicaments sont les remèdes héroïques d'un grand
nombre de maladies cutanées.

C'est avec des médicaments qui par eux-mêmes produisent des convulsions et des douleurs, que nous
combattons tous les jours des maladies convulsives et
douloureuses, témoin l'éther, la belladone, la feuille
d'oranger et l'opium.

Les médicaments qui sont fébrigènes, qui peuvent
produire par eux-mêmes la fièvre, deviennent d'excellents fébrifuges; exemples, l'arsenic et le quinquina[1].

[1] Les allopathes ont nié formellement que le quinquina fût fébrigène; cependant
les faits qui le prouvent ne manquent pas. La propriété fébrigène de ce médicament

Les agents paralysigènes, ou producteurs de la paralysie, sont de bons remédes contre la paralysie, commè
le phosphore et la noix vomique. Cette action similaire
se retrouve dans le copahu, pour la blennorrhagie, et
l'aconit dans les névralgies.

Qu'on poursuive ainsi tous les médicaments, en étu-
diant successivement leur action sur la tête, le système
nerveux, les intestins, la respiration, la circulation,
les membres et la peau, et que l'on mette en face de
ces propriétès physiologiques les résultats thérapeutiques
que l'on obtient avec ces agents divers, et on en conclura
nécessairement que la loi des semblables est le fait le
plus général, le fait dominant de la pharmacodynamie.

Et je ne suis point étonné qu'Hahnemann en ait fait
la base de son système thérapeutique. A ce point de vue,
rien de plus vrai que l'homœopathie ; c'est là sa force,
sa vérité et sa grandeur. Sur ce terrain, rien ne pourra
la renverser, parce qu'on ne peut pas renverser les faits,
et les interpréter autrement.

a été reconnue par un grand nombre d'allopathes, parmi lesquels il faut citer en première ligne Bretonneau *(Journal des connaissances méd. chir.*, t. I, p. 136), et son
élève, M. Trousseau *(Traité de thérapeutique,* t. II, p. 337, 1852). — Voir en
outre Ozann *(Hufeland's Journal,* t. 61) ; Hirschel *(Rhin-Westph. Journal) ;*
Withmann *(Le sulfate de quinine étudié dans son action médicinale,* Mayence,
1827) ; Thomassin et Thuessink *(Genees. Waarneming,* Groning, 1826) ; Guislain
(Traité de phrénopathie, p. 49, Bruxelles, 1835) ; Aubert *(Revue médicale,* mars
1840) ; Mérat et Delens *(Supplément au dictionnaire de matière médicale,* 1846,
p. 677) ; Rivière *(Académie des sciences,* juin 1851) ; Chevalier *(Annales d'hygiène,* 1852) ; Dietl *(Vien. med. Wochenschrift,* 1852) ; Duméril, Demarquay et
Lecointe *(Recherches expérimentales sur les modifications imprimées à la chaleur animale, etc.* Gazette médicale, 1852).

Attendu que les médicaments n'agissent que contingemment, il faut instituer des
expériences très-longues et très-minutieuses, et sur l'homme sain, pour en constater
les accidents pathogénétiques. Il y a peu de médecins qui aient manié l'arsenic aussi
souvent que moi, et cependant je n'ai jamais pu constater le tremblement arsénical
dans mes propres expériments. Toutefois j'ai pu le voir, un mois durant, à mon cercle,
sur un général qui s'est distingué à la guerre d'Italie, et auquel un de mes confrères
avait administré la teinture de Fowler pour une affection herpétique.

La loi des semblables sort des entrailles mêmes de l'observation. C'est une donnée générale s'élevant à l'état de loi : nous l'avons démontré par le simple examen des faits. C'est une démonstration à *posteriori;* mais elle peut egalement se démontrer à *priori* d'une manière générale, par un procédé synthétique et tout à fait logique.

Pour arriver à cette démonstration, il faut poser quelques prémisses; nous allons en trouver la preuve dans le caractère essentiel du médicament.

III.

La notion la plus générale que l'on puisse donner du médicament, c'est qu'il est un agent pathogénétique, c'est-à-dire un agent nuisible à l'organisme humain. C'est un fait universel que tous nos véritables remèdes sont au fond des poisons. A dose élevée, loin de guérir, ils tuent; et ils ne guérissent que sous des conditions d'applications régulières et de doses minimes. Même employés dans l'état de maladie à dose modérée, ils causent souvent des accidents.

Entre le médicament à dose toxique et le médicament à dose thérapeutique, il n'y a de différence que dans l'intensité des phénomènes. A plusieurs grains, l'arsenic tue avec un ensemble de symptômes violents et caractéristiques; à des fractions de grain et même à dose infinitésimale, il produit encore une foule de symptômes très-reconnaissables, qui parfois peuvent devenir péni-

bles et sérieux. Le poison n'est donc séparé du médicament que par la dose.

Les caractères de pathogénicité, ou d'accidents nuisibles, nous échappent souvent dans les maladies, parce
qu'ils sont masqués et couverts en quelque sorte par les
symptômes de la maladie elle-même ; ils se développent
plus librement dans l'état de santé.

Le véritable médicament, le médicament héroïque est
donc un agent nuisible, un véritable poison ; la puissance
thérapeutique est liée essentiellement à la puissance
pathogénétique, vérité parfaitement exprimée par l'adage
traditionnel : *Ubi virus, ibi virtus.* Les substances inertes
ne méritent point le nom de médicaments : il suffit de
nommer l'opium, l'arsenic, le mercure, etc., à côté de
la guimauve, pour démontrer ces faits essentiellement
élémentaires.

Les deux plus belles langues dans lesquelles on ait
parlé médecine, témoignent de ce caractère général des
médicaments. Dans la langue d'Hippocrate et de Galien,
le nom donné au médicament, le φαρμακον a toujours
signifié tout à la fois et remède et poison ; et chez les
Romains, l'expression *medicamentum* avait aussi ce
double sens. Varron s'en sert dans le sens de poison.
Annibal vient de s'empoisonner pour ne pas être livré par
Prusias à la vengeance des Romains, et l'historien latin
lui fait demander : *Cur biberit* MEDICAMENTUM? — *Quia
Romanis,* répond l'illustre fugitif, *me Prusianes tradere
volebat.* — Ici l'idée latine est d'accord avec l'idée grec-
que, tant il est vrai qu'on a toujours confondu l'idée de
poison et l'idée de médicament.

Les définitions traditionnelles du médicament démontrent donc son action pathogénétique, son caractère essentiel d'agent nuisible à l'économie, puisque dans l'état de santé, et même dans l'état de maladie, surtout lorsqu'il est mal administré, il peut produire de nombreux accidents.

Ces prémisses posées, il en ressort que la loi de similitude est la conséquence forcée de l'action nuisible ou pathogénétique des médicaments. Il suffit pour cela d'énoncer les propositions suivantes :

Le poison est médicament ;

Ce qui tue peut guérir ;

Ce qui est morbigène est morbifuge ;

Ce qui produit la maladie peut combattre la maladie.

D'une manière générale, c'est par la maladie que nous combattons la maladie. C'est par une maladie artificielle provenant d'un médicament, que nous combattons la maladie naturelle. C'est par le semblable que nous luttons contre le semblable. Ainsi, la loi de similitude est toute trouvée *à priori*.

C'est par des substances provoquant le vomissement qu'on guérit le vomissement. Rien d'étonnant qu'Hippocrate ait dit depuis longtemps : Les semblables sont guéris par les semblables : *Similia similibus curantur*. Le vomissement est guéri par le vomissement : *Vomitus vomitu curatur*.

La loi de similitude se déduit donc d'une manière fort logique du caractère essentiel de tout médicament, de son caractère de poison ou faculté de produire des accidents nuisibles à l'économie.

Faisons maintenant, en terminant, un peu de philosophie.

C'est une chose bien étonnante que de tout temps la médecine soit allée chercher ses véritables remèdes dans des substances délétères qu'on a toujours appelées poisons.

Ce fait a frappé plus d'un esprit supérieur. Van Helmont en donne une raison éminemment religieuse ; il y voit la sagesse et la clémence de Dieu, devant laquelle il s'incline d'admiration.

« Dieu, dit-il, n'a pas voulu que les poisons fussent pour nous des agents nuisibles. Il n'a pas fait la mort ni le poison pour nous tuer ; mais il a voulu que, par notre industrie et notre science, les poisons fussent changés en des gages de son amour, dans l'intérêt de l'humanité et pour combattre les maladies. C'est dans les poisons, ajoute Van Helmont, que se trouvent des ressources que l'on chercherait en vain dans des remèdes plus simples et plus bénins. »

Le poison, devenu remède par la providence de Dieu, ne doit-il pas nous rappeler ce serpent d'airain que Moïse éleva dans le désert, et dont la vue seule guérissait ceux qui étaient frappés ?

Le serpent, qui réveille naturellement l'idée de poison, a toujours été le symbole de la médecine. Esculape et Hippocrate le portaient dans leur blason.

On a voulu surtout y trouver l'image de la circonspection et de la vigilance si nécessaires à l'art de guérir. Au temple d'Epidaure, à ce que dit Pausanias, on nourrissait des serpents qui étaient doux pour les hommes : n'est-ce point là la médecine, qui convertit les poisons délétères en remèdes bienfaisants ?

Spanheim, savant archéologue allemand, rapporte

avec un sens bien supérieur l'origine du serpent d'Esculape et d'Hippocrate au serpent d'airain dont a parlé
Moïse. Le serpent, emblème de l'art de guérir, ne semble
être qu'une tradition échappée aux souvenirs du désert
et même du paradis terrestre.

Lors de la chute de nos premiers parents, le serpent
avait trompé l'homme. L'humanité à son aurore avait
péri par le poison, et grâce à la providence de Dieu,
l'humanité peut retrouver son salut physique dans tous
les poisons dont le fameux serpent a été le symbole.
Ce sens mystique et élevé ne peut échapper à l'âme
naturellement chrétienne.

Il existe réellement une homœopathie morale, aussi
bien qu'une homœopathie religieuse.

Qui ne sait que pour consoler et guérir ceux qui
pleurent et qui souffrent, il faut aussi savoir pleurer et
souffrir avec eux? Qui ne sait encore dans la médecine
des âmes, que pour soulager et guérir ces douleurs
morales qui atteignent si souvent le cœur de l'homme,
ces chagrins cuisants qui accablent une fois ou l'autre
chaque individu de l'humanité, on a souvent recours à
un baume tout céleste [1], et que les douleurs d'ici-bas ne
se calment que par les douleurs augustes et inénarrables
du Calvaire?

Ainsi, Messieurs, la loi des semblables touche non-
seulement au monde physique, mais encore au monde
moral et même au monde mystique; elle paraît être une

---

[1] Le sacrifice du Calvaire a été le plus grand fait homœopathique qui ait jamais
existé. On lit dans la préface de la Passion : *Qui salutem humani generis in ligno
crucis constituisti; ut unde mors oriebatur, inde vita resurgeret, et qui in
ligno vincebat in ligno quoque vinceretur.*

de ces grandes lois harmoniques auxquelles Dieu a subordonné la création tout entière.

Cette loi, entrevue depuis longtemps par les plus grands génies de l'antiquité, depuis Platon jusqu'à saint Augustin, il faut que les médecins s'inclinent devant elle, remerciant Dieu de la leur avoir donnée, comme un rayon lumineux qui leur sert de guide au milieu des difficultés et des ténèbres de l'art de guérir.

Toutefois, comme nous le verrons dans la prochaine leçon, que les médecins le veuillent ou ne le veuillent pas, ils n'en sont pas moins tous homœopathes. Je vous démontrerai qu'ils l'ont toujours été, et qu'à cette heure ils le sont encore. Ceci peut vous paraître un paradoxe; mais je veux échapper à ce reproche, en rangeant tous les médecins dans les quatre catégories suivantes.

La première catégorie comprend les homœopathes proprement dits, ceux qui le sont réellement et qui l'affirment hautement. Cette catégorie est nombreuse, et grandit tous les jours.

Seconde catégorie : — Ce sont les médecins qui sont homœopathes sans le savoir et sans s'en douter, catégorie très-nombreuse, je dois le déclarer.

Troisième catégorie : — Ceux qui sont homœopathes au fond de leur cœur, qui voudraient bien l'être officiellement, mais qui n'osent pas encore; ce sont les homœopathes de l'avenir, l'espérance de la patrie. Cette catégorie est plus considérable qu'on ne pense.

Enfin quatrième et dernière catégorie : — Ce sont ceux qui affirment hautement n'être pas homœopathes, mais qui exploitent tous les jours à leur profit les nombreuses découvertes des disciples d'Hahnemann; ils se les approprient comme s'ils les avaient inventées. Ces annexions silencieuses sont des *faits accomplis* au profit de l'homœo-pathie ; elles ne font qu'accroître son empire. Quoique le procédé au fond soit peu honorable, pour mon compte, je ne m'en plaindrai pas, et je souhaite pour le bien de l'humanité qu'il y ait beaucoup de voleurs de cette espèce.

———

SECONDE LECTURE

MESSIEURS,

« Il n'est permis à personne d'inventer impunément quelque grande vérité, surtout quand cette vérité vient contrarier des idées généralement reçues et enseignées par les hommes qui occupent de hautes positions. Plus la réforme est grande, profonde, fondamentale, plus les intérêts et les opinions qu'elle choque sont nombreux, plus aussi l'opposition qu'elle rencontre est grande elle-même [1]. »

Et c'est justement ce qui est arrivé à l'endroit de la doctrine d'Hahnemann ; c'était nécessaire, c'était fatal.

Cet homme célèbre, pendant sa vie comme après sa mort, a été poursuivi sur toute la ligne. Parmi les opposants, il n'y a pas de prince de la science, ou de praticien vulgaire, qui n'ait essayé d'attaquer le colosse. Il n'y a pas de société savante, depuis les Académies et Facultés jusqu'au plus petit conciliabule de médecins, qui n'ait prononcé son verdict contre sa doctrine. Depuis les gros livres jusqu'aux brochures et feuilletons, et

_____

(1) M. le professeur Bouillaud.

mêmé jusqu'aux journaux politiques et administratifs, tout a été mis en jeu contre l'homœopathie, et cependant l'idée hahnemanienne fait toujours son chemin.

L'explication de ces résistances, il faut la demander aux passions humaines, et il n'y a que la vérité intrinsèque de cette doctrine qui puisse donner raison de ses progrès incessants.

En prenant la parole au milieu de ce conflit scientifique qui dure depuis plus de cinquante ans, je tiens à vous faire ma profession de foi la plus complète. Je ne suis ni allopathe ni homœopathe; je me contente de rester médecin.

Seulement je pense que l'homœopathie, qui est repoussée par la majorité, doit être acceptée, comme je l'ai déjà dit, dans ses principes fondamentaux, tant pour la loi des semblables que sur la question des doses infinitésimales.

Je crois aussi que l'opposition que les corps savants et enseignants font à la doctrine d'Hahnemann, est à notre époque un véritable déni de justice.

Je crois encore qu'en thérapeutique l'homœopathie est la seule et véritable voie pour nous sortir du chaos où nous sommes.

L'homœopathie n'est tout simplement qu'une question de thérapeutique. C'est une méthode de guérir spéciale, à côté de plusieurs autres très-légitimes et très-réelles, dont je parlerai plus tard. Entre les homœopathes et ceux qui ne le sont pas, et qui sont appelés improprement allopathes, il n'y a d'autre ligne de démarcation que la manière d'envisager l'action des médicaments, et l'emploi de ces médicaments non-seulement aux doses traditionnelles, mais à des doses excessivement minimes qu'on appelle infinitésimales.

Ainsi, par exemple, je suis en communion avec la majorité sur la chimie, la physique et l'histoire naturelle, sur la physiologie, la pathologie et même la thérapeutique générale ; seulement, sur le terrain de la thérapeutique spéciale, en matière médicale, ou pharmacodynamie, je me sépare de la majorité, et j'accepte la réforme hahnemanienne.

Après avoir donné tant de gages à l'orthodoxie, on peut bien, ce me semble, me passer cette fantaisie d'hérétique, si toutefois il y a hérésie, sur un terrain qui, d'après nos plus grandes illustrations médicales, n'est que le terrain du chaos, des contradictions et de l'erreur. Il est bien permis, dans de telles conditions, d'aller chercher la vérité là où elle se trouve.

Et pourquoi, du reste, s'obstiner à défendre en thérapeutique une orthodoxie illusoire? Au lieu de persister à vouloir tenir une place démantelée de toutes parts, et ouverte à tous les feux de l'ennemi, ne vaudrait-il pas mieux la fonder sur de meilleures assises, réparer toutes ses brèches, et adopter un autre système de fortification?

Je viens de réduire l'homœopathie à sa plus simple expression. Eh bien, c'est sur cette question restreinte, qui à coup sûr, en prenant les grandes lignes divisionnaires de notre encyclopédie médicale, ne représente pas la trentième partie des diverses sciences qui la composent, c'est à ce sujet que depuis l'origine il s'est allumé dans toute l'Europe, aussi bien qu'en France, une véritable guerre, guerre allant jusqu'à l'intoléranc et la persécution la plus odieuse, au mépris de la liberté scientifique la plus élémentaire.

C'est dans cet état de choses que j'ai voulu profiter de la liberté octroyée pour essayer de porter la lumière sur un système qui est bien la question la plus difficile et la plus délicate de toutes les sciences médicales. Les intérêts et les passions en ont fait une question brûlante; mais autant cette question est brûlante et passionnée, autant je serai dans son examen froid et impassible. Cette discussion que je soutiens ailleurs depuis longtemps, je viens la continuer ici, rien qu'en passant, avec la ferme intention de lui conserver la même allure scientifique, la même modération, et surtout la même indépendance.

Je suis une conviction, et je voudrais être une puissance. J'aime par-dessus tout la science et la vérité, et voilà pourquoi je suis venu ici exposer, discuter et défendre la doctrine d'Hahnemann.

Hâtons-nous d'entrer en matière et d'aborder la discussion générale de l'homœopathie. Essayons de démontrer que, là où l'on voudrait faire croire qu'il n'y a qu'illusion, ridicule et charlatanisme, nous sommes en présence d'une doctrine complète et sérieuse, et que cette réforme de la thérapeutique proclamée si nécessaire, si désirée en même temps par tous, c'est Hahnemann qui nous l'a donnée, et que nous devons tous l'acclamer par des cris reconnaissants.

I.

Je me suis engagé à vous prouver que, depuis Hippocrate jusqu'à nos jours, les médecins avaient été de tout temps homœopathes. Ceci peut paraître paradoxal à ceux qui ne connaissent pas l'histoire de la médecine; il n'y a pourtant rien de plus facile à démontrer. Les médecins ont toujours été homœopathes, en ce sens que la loi des semblables, fondement de l'homœopathie, a été entrevue, connue, acceptée, discutée et même pratiquée par toute la tradition.

Il ne faut pas croire qu'Hahnemann ait inventé cette loi; elle est aussi ancienne que le monde médical. Comme je l'ai déjà dit, elle a été formulée dès l'origine par Hippocrate dans deux axiomes devenus célèbres : *Similia similibus curantur.* — *Vomitus vomitu curatur.*

A ces axiomes on peut ajouter nombre de passages tirés des livres hippocratiques, passages qui concluent dans le même sens. Ceux qui voudront étudier cette question en détail, feront bien de consulter l'excellente traduction d'Hippocrate par M. Littré. Ils trouveront liv. IV, p. 420, une note remarquable à ce sujet[1].

Les homœopathes ont donc le droit de dire aux allopathes : — Vous le voyez, confrères, nous remontons bien haut; le père de la médecine a été le premier homœopathe du monde. Notre noblesse scientifique se perd dans la nuit des temps. La vôtre ne date surtout que de Galien, c'est-à-dire du second siècle de notre ère. Pour nous, nous existions plus de quatre cents ans avant Jésus-Christ. Donc, allopathes, dans la grande famille médicale, vous n'êtes évidemment que nos cadets. —

On sait que les anciens étaient très-familiarisés avec l'étude des poisons, témoins Attale, roi de Pergame,

[1] Ils y verront aussi qu'Hippocrate a soutenu la doctrine de l'énantiose, en même temps que celle de l'homœose.

et le fameux Mithridate. Ce dernier était parvenu, dit-on, à pouvoir avaler impunément toute espèce de substances vénéneuses, grâce aux antidotes dont il avait la connaissance. Il cultivait dans son jardin la jusquiame, l'aconit, la ciguë et l'ellébore, et il avait fait des études considérables sur ces poisons. Les manuscrits de ce toxicologiste couronné tombèrent entre les mains de Pompée victorieux, qui les fit traduire; et il est vraiment à regretter que ces pathogénésies royales ne nous soient point parvenues. — Sprengel, dans son histoire de la botanique, prétend que c'était là une singulière étude pour un roi. Il se trompe à coup sûr. Les rois de notre temps n'ont pas perdu ces habitudes scientifiques. Ils sont tous, à cette heure, occupés à étudier une certaine classe de poisons, qu'on appelle les poisons sociaux, poisons qui tuent la vie des peuples, et je leur souhaite d'en trouver les antidotes avec autant de sûreté que les anciens l'avaient fait pour les poisons des trois règnes.

Quoique les connaissances considérables des anciens en pareille matière, aient été en majeure partie perdues pour nous, il nous reste pourtant des documents précieux dans Théophraste et Nicandre, médecins antérieurs à l'ère chrétienne, ainsi que dans Dioscoride et Galien.

Un savant allemand, Schulze[1], prétend que les médicaments ou poisons dont il est fait mention dans l'antiquité, et que nous ne connaissons plus aujourd'hui, sont de beaucoup plus nombreux que tous ceux que

[1] Plurima quidem a Theophrasto, Galeno, Dioscoride, Plinio, commendantur ac describuntur medicamenta, quorum magnam partem prorsus ignoramus, et quæ superant longe divitias officinarum nostrarum amplissimas, si vel ea calculo adjiciantur quæ fecunda pharmacorum parens, America misit. (Ferd. Schulze, *Toxicologia veterum*, Halæ, 1788.)

nous possédons dans nos officines, y compris ceux dont nous nous sommes enrichis par la découverte du nouveau monde.

Les anciens étaient très-forts sur les alexipharmaques. Ils donnaient ce nom à une certaine classe de remèdes destinés à aller neutraliser dans le corps les poisons qui y avaient été ingérés, ou de prétendus poisons morbides auxquels ils attribuaient les maladies. Sous ces alexipharmaques, il y avait au fond une idée homœopathique. On voulait combattre le poison par le poison, et l'on savait d'autre part que certains poisons étaient antidotes les uns des autres.

Et à ce sujet il se produit à cette heure, dans nos journaux de médecine, un certain nombre de faits qui viennent encore à l'appui de la loi des semblables.

On parle beaucoup depuis quelque temps de l'antagonisme de l'opium et de la belladone, ce qui veut dire que ces deux médicaments neutralisent leurs effets propres l'un par l'autre ; ce qui veut dire aussi, par exemple, qu'un individu empoisonné par l'opium peut être guéri par l'administration de la belladone. Il existe beaucoup d'autres faits semblables. Ainsi l'éther est antidote ou antagoniste du chloroforme. L'opium, le vin et l'ammoniaque sont tous les trois antidotes les uns des autres. Qui ne sait qu'on guérit l'ivresse du vin par l'ammoniaque ? Toute l'antiquité guérissait la même ivresse par l'usage de l'opium ou de la thériaque.

Des exemples que je viens de citer, il ressort un fait remarquable, c'est que ces médicaments antagonistes, antidotes, qui se combattent les uns les autres, sont des médicaments semblables par leurs propriétés.

L'opium a beaucoup de rapports avec la belladone ; la preuve, c'est qu'ils sont classés tous les deux parmi les narcotiques, ou stupéfiants. Qui ressemble plus à l'éther que le chloroforme? On les emploie tous les deux indifféremment pour endormir dans les grandes opérations chirurgicales. L'opium a aussi les plus grands rapports avec le vin, puisqu'on a comparé avec raison l'ivresse opiacée avec l'ivresse alcoolique, et que rien ne ressemble plus à un homme ivre de vin qu'un individu empoisonné par l'opium.

L'antagonisme de ces médicaments naît donc de leur similitude, et cet antagonisme dans la similitude est une conséquence forcée de la loi homœopathique. Dès le moment qu'il y a antagonisme entre la maladie naturelle et son médicament similaire, il doit exister aussi entre deux médicaments similaires ou homologues ; et cet antagonisme des médicaments semblables est une nouvelle preuve de la loi de similitude. Les anciens comme les modernes ont fourni de nombreux exemples à l'appui. Quand on étudie l'histoire des poisons dans l'antiquité, histoire trop peu connue, on se convainc facilement que la loi homœopathique ressort d'une foule de faits, et que les anciens étaient au fond homœopathes.

J'ai voulu dans cette digression donner une nouvelle démonstration de la loi des semblables. Arrivons maintenant à Galien, qu'on peut considérer comme le père des allopathes.

C'est Galien qui a fait dévier l'espèce de courant homœopathique imprimé à la médecine par Hippocrate. Il a été le fauteur de la loi des contraires. C'est lui surtout qui propagea la grossière et pitoyable théorie des quatre éléments, du chaud et du froid, du sec et de l'humide ; et ce fut sur ces qualités cardinales, dont chacune avait en outre quatre degrés, qu'il établit les vertus des médicaments. Galien, à qui nous devons, grâce à ses nombreux ouvrages, une magnifique encyclopédie médicale, a nui pourtant beaucoup à la thérapeutique ; bien loin de l'avoir perfectionnée, il la laissa dans un état plus mauvais qu'elle n'était avant lui. C'est à la vieille allopathie galénique que nous devons l'emploi ridicule d'une foule de médications encore usitées de nos jours. C'est à elle que nous sommes redevables de cette poly-pharmacie absurde, encore trop pratiquée et trop répandue de nos temps, de ces associations dans la même potion, ou la même pilule, d'une foule de médicaments qui hurlent de se trouver ensemble, par la simple raison qu'ils sont antidotes les uns des autres.

Toutefois la vérité de la loi homœopathique arracha à Galien des aveux en maints passages qui ont fixé l'attention de ses nombreux commentateurs, passages souvent discutés par eux, et toujours acceptés dans le sens de la loi des semblables. Veuillez, je vous prie, me dispenser pour cause de citer ici tous ces textes.

II.

Galien régna malheureusement quatorze cents ans sur les écoles ; mais à la Renaissance, il se rencontra un homme qui releva énergiquement le drapeau de l'homœopathie. Il avait, lui aussi, découvert la loi des semblables, négligée depuis Hippocrate, et foulée aux pieds par Galien. Cet homme était Paracelse. On ne sait pas assez que Paracelse a été réellement homœopathe, et que sa thérapeutique était basée véritablement sur la loi de similitude.

Même avant Paracelse, il y avait eu sur cette question de nombreuses protestations contre le galénisme régnant. En voici deux exemples.

Basile Valentin, moine bénédictin, qui nous a laissé une magnifique étude sur l'antimoine dans son célèbre traité : *Currus triumphalis antimonii*, et qui nous en a appris sur les vertus de ce médicament beaucoup plus que nous n'en avons retenu, ce grand chimiste explique homœopathiquement l'action de cet agent. Aux ignorants qui repoussaient l'antimoine parce que c'était un poison, il répondait : « Oui, l'antimoine est un poison ; mais sachez bien que le poison attire le poison, et que la nature aime les semblables, et repousse les contraires. Il en est de même des membres gelés, où l'on ramène la chaleur par l'application de la neige ou du froid. »

En même temps que Paracelse, vivait Jérôme Cardan, aussi grand philosophe que grand médecin. Il combattit avec ardeur l'ancienne indication galénique, ou loi des contraires, *contraria contrariis*, et il faisait voir que cette règle est loin d'être d'une application générale, puisque, par exemple, disait-il, on peut guérir la diarrhée par les purgatifs. Ce qui rentre dans le fait que je vous ai déjà cité du calomel et de l'ipécacuanha, qui provoquent par eux-mêmes la diarrhée, et que de nos jours les homœopathes purs, aussi bien que les homœopathes des autres catégories, emploient fort souvent pour combattre la même maladie.

L'école de Paracelse fut l'école homœopathique de la Renaissance. Paracelse a été le véritable précurseur d'Hahnemann; et à ce titre il faut nous arrêter un peu devant cette étrange et célèbre figure.

Cet homme, qui fut médecin, chimiste, astrologue et chiromancien, et qui en même temps fut imbu de tous les préjugés scientifiques de son temps, fit l'opposition la plus rude et la plus violente à l'allopathie de son époque.

Tout en faisant la part des nombreuses erreurs empruntées à l'art de la cabale, dont Paracelse fut l'ardent promoteur, on ne tarde pas à reconnaitre au fond, qu'en thérapeutique ses principes sont les mêmes que ceux des homœopathes modernes [1].

« Jamais, disait-il, ainsi que le prétend Galien, une maladie chaude n'a été guérie par les réfrigérants, ou une maladie froide, par les échauffants. C'est le semblable qui guérit le semblable : *Simile suum similem curavit;* » Il ajoutait ailleurs : « Ce qui donne la jaunisse, doit aussi la guérir. Le médicament qui doit guérir la paralysie, il faut aller le chercher parmi ceux qui la donnent. » Peut-être Paracelse, dans cette dernière for-

---

[1] Il nous manque, au point de vue homœopathique, une analyse complète des travaux de Paracelse. Le docteur Winter, homœopathe allemand, a publié en 1849, dans *OEsterreichische Zeitschrift für Homœopathie,* un mémoire assez étendu à ce sujet. Les études intéressantes de ce médecin me font vivement désirer que cette question soit traitée plus en détail.

On peut encore consulter à ce sujet Rademacher. *Die Erfahrungsheillehre,* Berlin, 1851, t. I, p. 1-108.

mule, avait-il en vue l'arsenic, qu'il connaissait assez
à fond, et qui est en effet un des médicaments similaires
de la jaunisse et de la paralysie.

Il n'ignorait pas non plus les maladies médicinales,
c'est-à-dire les actions positives des remèdes sur l'homme
sain; et il a décrit avec la plus grande exactitude les
principales caractéristiques de l'antimoine, du soufre et
du mercure.

De même que les homœopathes modernes, dans un
langage qui leur est familier, quand ils se trouvent en
présence d'un symptôme essentiel de maladie, disent,
par exemple, pour en indiquer le médicament similaire :
C'est un symptôme d'aconit, de soufre, ou d'arsenic;
de même Paracelse ne voulait pas qu'on dît : Ceci est un
rhumatisme, ou un catarrhe, mais bien : C'est une
maladie de térébenthine ou d'ellébore, parce que la
térébenthine est le remède du rhumatisme, et l'ellebore,
celui du catarrhe.

Que si l'on y veut bien réfléchir, ce langage, au fond,
est essentiellement médical, ou thérapeutique, puisqu'il
caractérise du coup la maladie par le médicament même
qui lui convient.

Paracelse était allé plus loin. Il avait aussi ses doses
infinitésimales; il administrait souvent la vingt-quatrième
partie d'une goutte de médicament, dose à laquelle il
avait donné le nom baroque de *karena*. Pour lui, les
remèdes spécifiques étaient des arcanes, et dans son
langage l'arcane était une chose secrète, incomparable,
immortelle, qui ne pouvait être connue que par l'expérience; et la vertu de cette chose opère mille fois plus
que la chose elle-même. Ici Paracelse veut dire que la

vertu du médicament n'est pas en rapport avec sa quantité.

De même que les disciples de Hahnemann, Paracelse combattait la polypharmacie ; et il disait des drogueurs de son temps : « Lisez leurs herbiers, et vous les verrez attribuer mille et une propriétés à chaque plante ; mais lorsqu'il s'agit de formuler, ils accumulent souvent jusqu'à quarante ou cinquante simples contre une seule maladie. Ces pauvres ignorants se figurent qu'en accumulant remèdes sur remèdes, ils vont guérir la maladie par cette multiplicité, tandis qu'il n'en faut qu'un seul pour la mettre à néant. Quelle pitoyable manière d'administrer les médicaments, puisqu'un remède combat l'autre et le rend impuissant ! » Puis il ajoutait grotesquement : « Est-ce que, par hasard, il faut plusieurs pères pour donner le jour à un enfant ? »

Il faut entendre aussi Paracelse fulminer contre cette médecine barbare qui, sous prétexte de guérir les gens, les fait souffrir davantage. « Le diable, dit-il, cherche à corrompre la médecine par tous les moyens ; c'est lui qui suscite les faux médecins, les livres remplis d'erreurs et les apothicaires ignorants, afin de priver l'homme des remèdes naturels. Ces médecins qui traitent leurs malades avec plus de cruauté encore que les bourreaux, oui, c'est le diable qui les produit. La médecine n'a pas été créée par Dieu pour que l'homme, en proie déjà aux douleurs de la maladie, fût écorché par-dessus le marché, mais bien pour qu'il fût guéri par des remèdes appropriés. Ce sont des suppôts du diable, ces médecins qui, en déchirant et torturant inutilement les hommes, ne font qu'ajouter de nouvelles douleurs à celles qu'ils

4

ont déjà, et cette médecine est une véritable médecine de bourreaux. »

Ainsi parlait Paracelse. Quoique Hahnemann n'ait pas traité les médecins de diables, il a adressé les mêmes reproches à la thérapeutique de notre temps. Quant à la question de savoir s'il y a encore à cette heure des médecins endiablés, ou non, je me garderai bien de me prononcer là-dessus : c'est au public d'en décider.

Comme vous le voyez, il existe de singuliers rapprochements entre les homœopathes du seizième siècle et ceux du dix-neuvième. Il faut ajouter à tout cela la doctrine des signatures, dont Paracelse fut le grand fauteur. Cette doctrine célèbre se rattache à la cabale, et remonte comme elle aux premiers âges du monde; elle a toujours existé dans les croyances populaires. Elle consistait à reconnaître les vertus des médicaments d'après la forme extérieure. Pour découvrir les propriétés des végétaux, il fallait en étudier l'anatomie et la chiromancie; car les feuilles étaient leurs mains. D'après Paracelse, les médicaments se reconnaissent, de même que la femme, par la forme qu'ils affectent; et celui qui révoque ce principe en doute, dit-il, accuse de mensonge la Divinité, dont la sagesse infinie a imaginé les caractères extérieurs pour en mettre l'étude plus à la portée de la faiblesse de l'esprit humain.

Ainsi, en vertu de la doctrine des signatures, le lichen était employé dans les affections de poitrine, parce qu'il rappelait par sa forme celluleuse la structure du poumon. Il en est de même de la pulmonaire, dont les feuilles tachées d'un blanc sale figurent assez bien les taches que l'on rencontre à la surface du poumon humain.

L'euphraise, jolie petite scrofulariée très-abondante sur toutes nos montagnes, porte sur sa corolle une tache noire; on en concluait qu'elle devait être un excellent remède pour les taches et autres maladies des yeux. Le lézard et le crapaud ont la couleur des ulcères de mauvais caractère; ce qui expliquait leur efficacité dans ces maladies.

La rhubarbe, l'aloès, la chélidoine, le curcuma donnent par leur solution des couleurs jaunes; donc ils devaient être bons pour la jaunisse. On recommande encore contre cette même maladie le jaune d'œuf; et qui ne connait dans le même cas l'emploi vulgaire de la carotte?

Je pourrais vous citer mille autres exemples. Il n'y a qu'à parcourir à ce sujet nos vieux livres de botanique, et l'on y verra très-souvent les propriétés médicales des plantes expliquées par leur forme extérieure. On conçoit maintenant pourquoi cette doctrine est appelée doctrine des signatures; c'est que la signature ou forme d'une plante était considérée comme le signe de ses propriétés.

La doctrine des signatures a longtemps occupé la science médicale, et trouvé d'habiles défenseurs. Elle n'est au fond qu'une loi des semblables déguisée, une homœopathie bâtarde. Elle démontre par son antiquité même que la loi homœopathique a été connue dès l'origine des temps, et il n'est pas étonnant qu'elle ait été signalée par Hippocrate.

Elle vit encore dans la médecine du peuple, et même dans celle des médecins patentés. Tandis que le peuple emploie la poule aux pieds jaunes pour les bouillons à donner aux malades atteints de jaunisse, le médecin ordonne de son côté la carotte, comme il prescrit le lichen et la pulmonaire dans les affections de poitrine.

Il ne faut pas rire de la doctrine des signatures; car si nous avions à descendre dans les détails, je vous démontrerais que la thérapeutique lui doit plus d'une découverte précieuse.

De même que dans son homœopathie grossière le peuple trouvait des signes de remèdes dans la forme extérieure des végétaux, de même, dans une homœopathie scientifique, Hahnemann a su trouver ces mêmes signes dans les accidents que ces remèdes produisent dans l'organisme sain.

La doctrine des signatures n'est qu'une face de la grande question du symbolisme, qui a occupé les philosophes de toutes les époques, et qui attire à cette heure grand nombre d'esprits élevés. Tout dans la nature est signe, langage ou symbole. Tout se tient dans le monde, depuis les types de Platon jusqu'aux signatures du moyen âge. Dieu a voulu parler par toutes les créatures; et selon la magnifique expression de saint Paul, ce qu'on ne peut voir de Dieu se fait concevoir par la connaissance qu'en donnent ses ouvrages depuis la création du monde : *Invisibilia Dei a creatura mundi, per ea quæ facta sunt, intellecta conspiciuntur.*

Pour en revenir à Paracelse, on raconte qu'il fut appelé en 1526 pour professer dans l'université de Bâle, et qu'il commença par brûler publiquement dans la salle des leçons les ouvrages de Galien et d'Avicenne, son fidèle copiste, assurant aux auditeurs que les cordons de ses souliers en savaient plus que ces deux médecins, que toutes les universités réunies n'avaient pas autant de savoir que sa barbe, et que les poils de son chignon étaient plus instruits que tous les écrivains ensemble.

Quoi qu'il en soit de ces rodomontades grossières, personne, à ma connaissance, ne s'est demandé pourquoi Paracelse n'avait pas compris dans le même auto-da-fé les ouvrages d'Hippocrate. Quelle raison avait pu arrêter cet insulteur de génie de jeter aussi au feu les œuvres du divin vieillard ? Il n'y en a qu'une de plausible à mon sens : c'est qu'Hippocrate avait formulé la loi homœopathique, base de la thérapeutique de Paracelse. Par là, le fougueux réformateur se trouvait d'accord avec Hippocrate, tandis que Galien avait fait de la loi des contraires la base de son enseignement tant en pathologie qu'en thérapeutique.

Il n'y a pas d'homme qui ait été plus diversement jugé que Paracelse. — « Peu d'hommes, dit Sprengel, ont été, d'un côté, l'objet d'éloges aussi extraordinaires, et de l'autre, celui d'un mépris aussi profond. » Les uns l'ont accusé d'ivrognerie, les autres d'avoir mené une vie crapuleuse; d'autres le font mourir misérable dans un cabaret ou dans un hôpital; d'autres encore l'ont fait passer pour athée et pour fou.

Tel est le privilège des hommes de génie et des ré-formateurs; ils excitent autant d'enthousiasme parmi leurs disciples, que de répulsion et d'injures parmi leurs adversaires. Que si l'on voulait interroger à cette heure l'histoire contemporaine sur le compte de Hahnemann, on trouverait aussi des jugements bien divers. Tandis que ses disciples purs en ont fait un dieu, et n'ont juré que par lui, les opposants n'ont eu que des mensonges, des injures et des grossièretés à lui jeter à la figure. Il y a

quelques années à peine, un prince de la science [1] s'é-
criait à Paris, en pleine académie de médecine,
que Hahnemann était fou !

. Paracelse rendit un grand service à la médecine en
combattant les doctrines galéniques qu'on suivait aveuglément dans les écoles, et en apprenant aux médecins
à expérimenter par eux-mêmes. Le premier, il démontra
l'importance de la chimie pour les études médicales ; et
c'est lui qui inaugura sur ce terrain, il y a trois siècles,
ce mouvement scientifique dont nous voyons aujourd'hui
les admirables résultats. Nous devons à Paracelse l'introduction en thérapeutique d'un grand nombre de remèdes précieux. Un professeur distingué de la Faculté
de Paris, M. Bouchardat, rend hommage à ses belles
découvertes ; il reconnaît qu'elles ont eu pour point de
départ le principe de similitude, et il ne craint pas d'a-
jouter : « Que faisons-nous de mieux aujourd'hui que
Paracelse? »

Hahnemann a combattu les débris des doctrines galéniques sur le terrain de la thérapeutique des allopathes ;
il a appris, lui aussi, aux médecins à faire de l'expérimentation pure. Comme Paracelse, il fut grand chimiste,
et c'est même par là qu'il commença sa réputation. C'est
lui qui a inauguré un magnifique mouvement scientifique
en matière médicale. Nous lui devons la résurrection et
l'invention de nombre de médicaments héroïques. Nous
lui devons surtout, par la généralisation de la loi des
semblables, d'avoir donné à la thérapeutique sa véritable
voie et sa vie.

[1] M. le professeur Bouillaud.

En France, les écoles se liguèrent de bonne heure contre les innovations de Paracelse. La Faculté de Paris principalement repoussa avec ardeur l'usage des préparations chimiques, et surtout celui de l'antimoine. Elle en appela au for extérieur, et elle obtint en 1566 un arrêt du parlement qui en interdisait absolument l'emploi comme remède ; ce qui n'empêcha pas les remèdes chimiques de pénétrer dans la pratique, et d'y trouver faveur. C'était la guerre des allopathes du seizième siècle contre les homœopathes d'alors.

De nos jours, la même lutte existe entre les deux camps. La Faculté de Paris repousse obstinément l'homœopathie avec autant de ferveur qu'elle repoussa l'antimoine. Elle en appelle aussi au for extérieur, non plus au parlement, mais à tout le gouvernement qu'elle entoure, pour ne point voir établir dans son sein une chaire destinée à l'enseignement de la doctrine de Hahnemann. Je ne doute pas que tôt ou tard l'homœopathie ne soit représentée dans les Facultés, et j'ajoute que si à cette heure le gouvernement voulait y établir une chaire hahnemanienne, nous assisterions de nouveau à une comédie bien connue. Les candidats, comme d'habitude, se présenteraient en foule, et les anciens adversaires, devenus homœopathes de la veille, seraient beaucoup plus nombreux que les homœopathes du lendemain.

J'en ai fini avec ce parallèle de Paracelse et de Hahnemann. Ce sont les mêmes principes, la même histoire et la même fortune. J'avais donc raison de dire que Paracelse avait été le véritable précurseur du médecin allemand.

Il me reste deux siècles à parcourir pour arriver jus-

qu'au fondateur de l'homœopathie moderne, et il me
serait facile de prouver par une foule de citations, que,
en dehors même de l'école de Paracelse, la notion de la
loi des semblables continuait à se perpétuer ; qu'elle
faisait partie des controverses médicales, et qu'elle était
l'objet de thèses soutenues dans les Universités.

Je ne veux vous citer qu'un seul médecin, c'est un
chef d'école, Stahl l'animiste, qui s'occupa lui-même
avec ardeur de la matière médicale : « La règle, dit-il,
admise en médecine de traiter les maladies par les remèdes contraires, est complètement fausse et absurde.
Je suis persuadé au contraire que les maladies cèdent aux
agents qui déterminent une affection semblable : *Similia
similibus curantur.* »

C'est la seule citation que Hahnemann ait faite pour
invoquer le témoignage de la tradition en sa faveur. A-t-il
voulu, en négligeant les autres témoignages que j'ai
rapportés, faire ressortir davantage son système ? A-t-il
voulu se rehausser lui-même aux dépens de ses devan-
ciers ; et faire croire que l'homœopathie était sortie toute
armée de son cerveau germanique ? C'est possible, et je
suis disposé à le croire ; car je ne puis admettre que dans
son érudition immense, il n'ait pas connu à fond la
tradition sur ce point.

J'en ai dit assez pour vous prouver que le principe
homœopathique avait toujours été reconnu et admis
depuis Hippocrate jusqu'à nos temps.

Ce principe a eu trois grandes époques de floraison,
l'époque d'Hippocrate, l'époque de Paracelse, et l'époque
de Hahnemann. C'est à cette dernière qu'il a reçu le plus
magnifique développement. Jusqu'alors il était resté pour

ainsi dire à l'état latent. Et au fond Hahnemann a eu
raison de dire : « Ainsi plus d'une fois on s'est approché
de la grande vérité ; mais jamais on n'est allé au-delà de
quelque idée passagère ; et de cette manière l'indispensable réforme que la vieille thérapeutique devait subir
pour faire place au véritable art de guérir, à une médecine
pure et certaine, n'a pu être instituée que de nos jours
seulement. »

III.

Où vais-je maintenant vous conduire, Messieurs ? Vous
parlerai-je tout d'abord, pour répondre à certaines im-
patiences, des doses infinitésimales, c'est-à-dire de ces
fameux globules homœopathiques qui ont la propriété de
dérider la gravité doctorale des allopathes, et même de
faire rire une portion du public, tellement ils sont actifs ?
La question est beaucoup plus sérieuse qu'on ne pense :
elle ne peut pas être une question de carnaval ; donc je
ne la traiterai qu'en carême. Du reste, nous n'en avons
pas fini avec la doctrine homœopathique. Je vous dois
l'entier développement de ce système.

Aujourd'hui j'insisterai sur la loi des semblables. Dans
la prochaine leçon, j'espère achever l'exposition du système hahnemannien ; puis je répondrai à toutes les
objections qui ont été faites contre la loi homœopathique,
et à plus tard les globules.

J'ai essayé de vous faire comprendre dans ma première
leçon ce qu'était la loi de similitude, en vous disant que

pour guérir une maladie, il fallait trouver un remède qui eût la propriété de produire des accidents semblables à ceux de cette maladie elle-même; ce qu'Hippocrate avait formulé par le *similia similibus curantur*.

Je veux tâcher maintenant, rien qu'à l'aide de deux proverbes, d'une simple comparaison et d'une équation, de vous faire saisir et toucher au doigt l'idée et la valeur de la loi des semblables; car, il faut bien l'avouer, ce *similia similibus* a bien au premier abord une tournure un peu métaphysique, et n'est pas tout ce qu'il y a de plus intelligible.

Je ne sais qui a formulé en grec ce vieux proverbe : παθήματα μαθήματα, qu'on a traduit en latin : *Ea quæ nocent, nos doceant;* et ce qui veut dire en bon français : Nos souffrances doivent nous servir d'enseignement. Ceci est aussi vrai dans le monde moral que sur le terrain de la thérapeutique. Nous disons tous les jours d'un individu qui a éprouvé un accident par sa faute : — C'est bien fait, ça lui servira de leçon. —

Il en est de même en médecine : il faut que les accidents que nous font éprouver les médicaments nous servent aussi de leçon. Ainsi, par exemple, je m'empoisonne par mégarde avec de l'arsenic. Voici qu'entre autres accidents ou symptômes, car le mot symptôme est synonyme d'accident, j'éprouve des vomissements, des coliques et de la diarrhée, des douleurs dans les membres et même de la paralysie; je tombe dans un état qui ressemble au choléra ou à la fièvre typhoïde. Eh bien, il faut que ces accidents me servent de leçon; que ces souffrances diverses deviennent pour moi un enseignement; et j'en conclus par la loi des semblables que ce même arsenic, employé à dose convenable, doit être un bon remède dans les vomissements, coliques et diarrhées, dans les rhumatismes, la paralysie, dans le choléra et la fièvre typhoïde, ce qui est confirmé d'un autre côté par l'expérience.

Ainsi ces souffrances deviennent un enseignement précieux ; ainsi on conclut des accidents causés par les médicaments à leur application thérapeutique ; et le mal qu'ils nous font d'un côté nous enseigne le bien qu'ils peuvent nous faire de l'autre : *pathemata*, *mathemata*. Nous disons tous les jours que l'école du malheur est la meilleure école. De même l'étude des accidents ou symptômes des médicaments est la meilleure école ; ce qui fait que l'homœopathie, qui est basée sur cette étude, se trouve être la meilleure école thérapeutique.

Il existe un second proverbe encore plus connu : *Expérience vaut science*. Rien n'est plus vrai sur le terrain de la thérapeutique ; ce qui revient à dire que ce sont les expériences que nous pouvons faire sur les accidents ou propriétés des médicaments, qui constituent une véritable science. La science de la thérapeutique gît tout entière, je ne dis pas dans l'expérience en général, ce qui n'est qu'une vérité banale, mais dans l'expérimentation des remèdes sur l'homme sain ; ce que Hahnemann a nommé l'expérimentation pure. C'est cette expérience qui fait pour les homœopathes une science à part, science à peu près inconnue aux allopathes, ou presque entièrement négligée par eux.

Après mes deux proverbes, j'arrive à ma comparaison. Puisque pour guérir une maladie, il faut que le remède curateur ait la propriété de produire des accidents semblables à cette maladie, c'est comme si je disais : Il faut que ce remède soit par ses symptômes l'image de la maladie à traiter. D'où, une maladie quelconque étan donnée, le problème à résoudre pour la guérir est celui-ci : *Trouver son image;* de telle sorte que le remède qui sera la meilleure photographie de la maladie à traiter, sera le plus convenable. On peut dire en un sens que les homœopathes ne sont que des collectionneurs d'images, et que, quand ils ont une maladie à traiter, ils regardent leurs images pour voir si elle s'y trouve.

Maintenant voici mon équation. Puisque les symptômes des remèdes sont en rapport de similitude avec les symptômes des maladies, il y a donc une espèce d'équation entre les premiers et les seconds. C'est comme si je disais : Les symptômes ou propriétés des médicaments égalent les symptômes de la maladie à traiter, ou d'une autre manière, les propriétés physiologiques des médicaments égalent leur application thérapeutique : le remède égale la maladie; c'est comme si je disais encore : A égale B.

Il s'ensuit que si je connais le premier terme de cette équation, j'en connais nécessairement le second; si je connais les propriétés physiologiques d'un médicament, j'en connais nécessairement l'application thérapeutique. Je sais que le mercure cause des maux de gorge; donc il doit être bon dans les angines. Je sais que la belladone produit des convulsions; donc elle doit être un remède aux maladies convulsives. Je sais que l'arsenic détermine à la peau de nombreuses éruptions; donc il peut être employé utilement dans les maladies cutanées.

La question gît donc tout entière dans le premier

terme de cette équation. C'est cette conclusion *à priori* qui est tout le fondement de la thérapeutique hahnemanienne. C'est la clef de voûte de l'édifice ; c'est une formule générale dont les deux termes sont connus par l'expérience, et qui permet aux médecins, une maladie étant donnée, d'en trouver immédiatement les médicaments correspondants et homologues. Quelle idée simple et merveilleuse tout à la fois que de comparer les symptômes des maladies aux symptômes des médicaments, et de tirer de là une indication thérapeutique !

C'est là ce qui fait que Hahnemann a réduit pour ainsi dire toute la thérapeutique à la connaissance exacte des propriétés pathogénétiques des médicaments. Il n'a pas dit : L'aconit est bon pour les névralgies, la pulsatille guérit les rhumes de cerveau ; mais il a dit : L'aconit produit des douleurs sur le trajet des nerfs, douleurs qui ont tels et tels caractères ; la pulsatille provoque le coryza. De là l'attention particulière et minutieuse qu'il a donnée à la confection de ses pathogénésies, qui ne sont que le catalogue, pour chaque médicament, de tous les accidents qu'ils peuvent produire sur l'homme en pleine santé.

C'est cette simple formule qui a permis à l'école hahnemanienne d'étudier une foule de nouveaux médicaments, de compléter les propriétés des anciens, et de faire par là les applications thérapeutiques les plus heureuses et les plus fécondes.

IV.

Permettez-moi maintenant d'entrer dans de plus grands développements pour vous faire comprendre davantage l'importance de la loi des semblables, la supériorité de l'école homœopathique d'un côté, et de l'autre l'insuffisance et la nullité de l'école allopathique.

L'histoire à la main, vu les tâtonnements et le temps énorme qu'il a fallu depuis le commencement du monde pour connaître les propriétés d'une foule de médicaments, je me rallie complètement à cette opinion soutenue par un grand nombre de savants qui ont médité sur l'origine des choses, à savoir que Dieu, dès la création, a dû révéler à l'homme une foule de vérités dans l'ordre des sciences et des arts, et même de la médecine, comme autrefois il envoya son ange au jeune Tobie, pour lui indiquer dans le fiel d'un poisson le remède qui devait guérir son père.

Substances impondérables ou massives, tout peut être pour l'homme un agent de guérison. Quels secours bienfaisants ne recevons-nous pas sans cesse de la lumière, de la chaleur et de l'électricité! Et la nature entière est à notre service, depuis le caillou vulgaire jusqu'à l'or précieux, depuis l'hysope jusqu'au cèdre, depuis l'insecte jusqu'au cétacé. Il existe dans le monde plus de substances médicinales que de substances alimentaires, témoignage de la providence de Dieu.

Près de cent quarante mille espèces végétales couvrent notre globe; et en outre, dans le régime minéral et animal, que de matières diverses! En même temps la chimie crée tous les jours des corps nouveaux. Mais combien nos connaissances sont bornées! C'est à peine si nous avons plus de six cents substances médicinales inscrites dans nos catalogues de pharmacologie; et sur ce nombre c'est à peine encore si nous connaissons à *peu près* les propriétés de quarante médicaments. Il n'est pas un seul médicament que nous connaissions à fond, surtout dans ses propriétés physiologiques. Parmi les substances les plus anciennement connues, telles que l'opium, le soufre et la scille, nous ignorons à cette heure un grand nombre de leurs propriétés physiologiques et thérapeutiques; nous avons même perdu une foule de traditions précieuses. Qu'on lise Dioscoride et Galien, et l'on y verra nombre de médicaments très-actifs, autrefois employés, et aujourd'hui complètement tombés en désuétude. Nous sommes au milieu de tout un monde d'agents thérapeutiques, et nous en connaissons à peine quelques objets. Quel motif d'humiliation pour notre jactance naturelle; et d'un autre côté, quel stimulus pour notre besoin de savoir! « Je sais bien, disait Lesage, qu'il y a de bons remèdes; je ne sais pas s'il y a de bons médecins. »

C'est ce qui a fait dire avec juste raison que la thérapeutique était la partie de la médecine qui était la plus arriérée et la plus rétrograde. En dehors de la difficulté même de la matière, ces résultats sont imputables à la méthode allopathique suivie jusqu'à ce jour. Grâce à Dieu, l'homœopathie offre et promet d'autres résultats, et elle a mis la thérapeutique sur la voie d'un progrès immense.

Et à ce sujet je veux essayer de vous faire comprendre la différence qui existe entre les deux écoles d'une manière saisissante.

Mettez un allopathe en présence d'une maladie nouvelle, comme le choléra, ou de cette foule de maladies indéterminées que l'on a tous les jours à traiter, et qui ne peuvent être classées dans le cadre nosologique. En principe, l'allopathe ne saura que faire ; il n'a d'autres ressources qu'un empirisme brutal : il essaiera toutes espèces de remèdes, jusqu'à ce qu'il trouve le bon. L'homœopathe, au contraire, commencera par étudier avec soin la marche et les symptômes de la maladie. Fort de cette première donnée, il cherchera dans ses nombreux médicaments celui qui, par ses symptômes, se rapproche le plus de la maladie à traiter. Il l'appliquera en vertu de la loi des semblables, et le plus souvent, après quelques essais, il finira par tomber sur une médication véritablement spécifique.

Mettez maintenant un allopathe en présence non pas d'une maladie nouvelle, mais d'un nouveau remède, qui arrivera, par exemple, d'Amérique. Si on ne lui indique pas d'avance quelles en sont les applications thérapeutiques, il lui sera à peu près impossible de les découvrir ; s'il y arrive par extraordinaire, ce ne sera qu'à l'aide d'un tâtonnement désespérant et d'expériences multiples qui ne seront pas toujours faites au profit des malades ; et vu la lenteur du procédé et ses difficultés, à coup sûr, le plus souvent il ne le tentera pas.

L'homœopathe, au contraire, prendra ce remède in-

connu ; il l'expérimentera sur lui-même et sur d'autres
en pleine santé ; il recherchera quels sont les accidents
ou propriétés pathogénétiques de cette substance ; et des
phénomènes morbides qu'il verra se développer, il en
conclura directement, grâce à la loi des semblables, à
l'application de ce remède dans telle ou telle maladie ; et
pour vérifier ses premiers expériments, il aura encore
comme contrôle l'expérience même sur les malades.
C'est ainsi qu'il s'appuie sur une expérience en partie
double.

Si les marchands qui ont rapporté l'ipécacuanha du
Brésil n'avaient pas dit que les naturels du pays s'en
servaient contre la dyssenterie, il est infiniment probable
que les allopathes ne l'eussent jamais découvert. Il a fallu
qu'un Père jésuite rapportât le quinquina du Pérou,
affirmant qu'il coupait la fièvre ; les allopathes du temps
de Louis XIV ne l'auraient jamais deviné, à coup sûr,
par leur procédé, et il faut ajouter à leur plus grande
gloire, qu'ils repoussèrent tout d'abord le quinquina avec
autant de zèle qu'ils en mettent aujourd'hui à repousser
l'homœopathie.

L'homœopathe est un chimiste qui essaie ses réactifs
sur l'homme sain avant de les essayer sur l'homme malade, et qui part de là pour les appliquer dans l'état de
maladie.

L'allopathe n'essaie pas préalablement ses réactifs,
et il les emploie sans aucune règle dans les maladies.

L'homœopathe, en vertu de son principe, est toujours
dans la voie du progrès. L'allopathe est presque condamné
à l'immobilité et à la routine.

L'homœopathe marche à la lumière d'une loi féconde.

5

L'allopathe marche le plus souvent dans les ténèbres :
il fait de la chimie sans connaître les lois de Berthollet ;
de l'astronomie, sans connaitre les lois de Képler ; et de
la physique, en ignorant les nombreuses lois qui la ré-
gissent. Il y a deux mille ans que l'allopathe analyse,
sans pouvoir s'élever à une synthèse.

L'école de Hahnemann n'est que née d'hier, et déjà,
malgré es entraves et les persécutions dont elle a été
l'objet, elle a fait plus de conquêtes en thérapeutique
depuis cinquante ans, que l'allopathie n'en a fait depuis
deux mille.

L'homœopathie a ressuscité une foule de médicaments
précieux que l'allopathie avait laissés tomber en désuétude, tels que la sépia, la bryone, le veratrum, la pulsatille et beaucoup d'autres.

Avec ces médicaments, comme avec ceux conservés
par les allopathes, elle a fait les applications thérapeutiques les plus utiles et les plus fécondes.

Elle a réellement créé une foule de médicaments
héroïques, complétement inconnus aux allopathes, tels
que le causticum, le lachésis, la silice, la glonoïne, l'apis
mellifera, etc., et grâce à son principe, il n'y a pas de
substance dans les trois règnes qu'elle ne puisse analyser
médicalement et convertir en remède. Elle a donc par-
devant elle un avenir immense. Elle est par excellence la
médecine des spécifiques ; et, en vertu de son principe,
elle est appelée à réaliser complétement le vœu célèbre
que faisait Sydenham de trouver des spécifiques pour
toute espèce de maladies.

Vous comprenez maintenant la différence qui existe
entre les deux écoles, et quelle est l'importance de l'étude

physiologique ou pathogénétique des médicaments ; en somme toute la question est là. C'est au fond une question de bon sens que tout le monde peut saisir. Elle se réduit à ceci, qu'il faut connaître un instrument avant de s'en servir ; et les médecins y sont d'autant plus obligés que leurs instruments à eux ne sont pas indifférents, puisqu'ils ne sont autre chose que des poisons.

Eh bien ! il faut l'avouer à la honte de la médecine, il a fallu plus de deux mille ans pour comprendre cette théorie si simple ; il a fallu que Hahnemann vînt au monde pour prêcher cette vérité ; et encore pour beaucoup a-t-il prêché jusqu'à présent dans le désert.

Et voici ce qu'il disait il y a juste soixante ans, dans la magnifique préface de ses *Fragments sur les effets positifs des médicaments* observés chez l'homme sain.

« Le premier devoir de l'artiste est de posséder la connaissance la plus parfaite des instruments de sa profession ; mais, hélas ! personne ne croit que tel est le devoir du médecin. En effet, jusqu'à présent aucun médecin, que je sache, ne s'est inquiété de rechercher ce que les médicaments produisent par eux-mêmes, c'est-à-dire les changements qu'ils amènent dans le corps à l'état de santé, pour que de là on voie clairement à quelles maladies en général ils conviennent [1]. »

_____

(1) Instrumentorum artis suæ habere notitiam quam maxime perfectam, primum artificis est officium, medici vero esse, nemo, proh dolor ! putat. Quid enim medicamina *per se* efficiant, id est quid *in sano corpore* mutent, perscrutari, *ut inde pateat* quibus in universum morbis conveniant, nemo hucdum medicorum, quantum scio, curavit.

V.

J'ai indiqué suffisamment la valeur intrinsèque de la loi des semblables, base fondamentale de l'homœopathie. Mais, me direz-vous, les homœopathes sont, il est vrai, en possession d'une loi bien précieuse ; peut-être les allopathes en ont-ils une aussi ; il est possible qu'ils en possèdent une meilleure.

Je réponds immédiatement que les allopathes ne possèdent aucune loi ou formule qui les dirige dans l'application des médicaments.

Si les allopathes possédaient une loi thérapeutique, les princes de la science n'auraient pas dit depuis bien longtemps qu'en thérapeutique tout était inexact, illusoire, rétrograde, trompeur, plein de ténèbres et déplorable, et que nous étions dans un chaos de transition [1].

Si les allopathes avaient possédé une loi, ils n'auraient pas tous courbé la tête pendant plus de trente ans sous le régime sanguinaire de Broussais, qui était venu renverser toute la thérapeutique, et réduire les méthodes de guérison à l'eau de gomme et aux saignées.

Les allopathes n'ont d'autres lois que l'empirisme, comme je l'ai déjà dit. M. Trousseau, qui à cette heure peut être considéré comme le coryphée de l'école allopathique, le reconnaît lui-même [2] : « La médecine, dit-il,

[1] V. page 10.
[2] *Conférences sur l'empirisme.* Paris, 1862.

commence par l'empirisme ; c'est le pur hasard qui a amené la découverte de l'emploi du quina dans les fièvres intermittentes, du safran dans l'aménorrhée, de l'éponge dans le goître, du fer dans les pâles couleurs, et du soufre dans les maladies de la peau. »

A côté de l'empirisme né du hasard, M. Trousseau place pour notre époque l'empirisme d'induction. Le quinquina coupe la fièvre intermittente, peut-être coupera-t-il d'autres maladies périodiques ; ce qui est vérifié par l'expérience. Le goître est guéri par l'éponge ; mais on découvre plus tard l'iode contenu dans l'éponge, et voici que par induction on est arrivé à employer l'iode contre le goître. On a vu l'iode dissoudre le goître, et et l'on est arrivé à employer par induction l'iode dans d'autres tumeurs. — Au fond cet empirisme d'induction ou d'analogie est toujours de l'empirisme. Donc les allopathes ne sont pas en possession d'une loi thérapeutique.

Il existe constamment en médecine deux problèmes à résoudre :

Premier problème : Une maladie étant donnée, trouver le remède qui lui convient.

Second problème : Un remède étant donné, trouver la maladie à qui il correspond.

Si l'on veut réfléchir un instant à ces deux problèmes, on verra de suite de quelles difficultés énormes est entourée leur solution.

Il est impossible de les résoudre *à priori* en dehors de la loi de similitude. On peut, à force d'expériences sur les malades, finir par arriver peut-être à constater un seul petit fait thérapeutique, et Dieu sait ce qu'il faut de tâtonnements et d'observations en pareil cas. Que sera-ce donc quand il faudra préciser des millions de faits avec certitude? Par l'*usus in morbis*, ou l'expérience sur l'homme malade, on ne peut que progresser avec une lenteur désespérante et à l'aveugle; c'est la méthode qui a été suivie depuis deux mille ans, et c'est là l'explication de l'état arriéré et rétrograde de la thérapeutique.

Hahnemann a ajouté à l'*usus in morbis*, ou l'expérience dans les maladies, l'*usus in sanis*, c'est-à-dire l'expérimentation sur l'homme sain, et dès lors la solution des deux problèmes précités est devenue facile.

L'homœopathe, dans l'application de ses remèdes, est guidé par une loi reposant sur la double expérience de l'homme sain et de l'homme malade. Il contrôle incessamment l'expérience sur l'homme sain par l'expérience sur l'homme malade, et réciproquement, tandis que l'allopathe se contente d'expérimenter sur l'homme malade sans aucune règle. Il administre le quinquina et la belladone, parce qu'on l'a fait avant lui dans tels et tels cas. Mais il lui serait impossible de savoir *à priori* s'il peut administrer ces remèdes en pareille occasion. Par le fait de l'empirisme, il est inévitablement condamné à la routine.

Les allopathes vivent sur le fonds commun de médications très-positives et consacrées par l'expérience. C'est là, comme je l'ai dit, ce qui suffit à fonder la conscience du médecin et à lui donner foi dans son art. Mais en dehors de cette médecine commune qui se réduit aux trois fameux points formulés par Molière : *Saignare, purgare,* etc., je supprime le troisième; en dehors de quelques médications très-restreintes empruntées à

quelques médicaments comme l'antimoine, l'iode, le
mercure, le soufre, etc., il n'y a plus qu'inexactitude
et tâtonnements désespérants. Et c'est ce qui fait que
cette terre de l'allopathie est frappée, comme le fut autrefois l'Egypte, de plaies nombreuses, parmi lesquelles
j'en distingue quatre principales : le scepticisme, l'empirisme, la fantaisie et la polypharmacie.

Le scepticisme consiste à douter de la valeur thérapeutique des médicaments. On rencontre dans ses rangs
non-seulement des esprits légers et superficiels, mais
même des esprits élevés et sérieux, à conscience fort
honnête. Il règne en général dans le haut enseignement,
dans les académies et facultés. Ce sont les contradictions
nombreuses, les erreurs multiples de la pharmacodynamie, et l'absence de toute loi, qui ont enfanté le
scepticisme moderne.

L'empirisme, cette seconde plaie de l'allopathie, doit
être pris ici en mauvais sens. Il y a un bon et un mauvais
empirisme. Le bon est très-rare, et le mauvais domine.
Ce dernier touche de près à l'empirisme des médicastres,
des sorciers, des rebouteurs, à celui d'une foule de
personnes fort charitables qui se mêlent d'exercer la
médecine sans être patentées.

Après l'empirisme vient la fantaisie. C'est l'histoire de
ce médecin qui, embarrassé en présence d'un cas difficile, et il y en a plus d'un, passe la main dans ses
cheveux, et se dit tout à coup en lui-même : — Il me
vient une idée ; je vais essayer tel remède. Peut-être il
réussira. — Ne lui demandez pas pourquoi ; il vous répondrait tout simplement qu'il est inspiré.

Cette théorie de l'inspiration a été hardiment soutenue

par M. Trousseau, professeur de thérapeutique à la
Faculté de Paris. Telles sont les fantaisies du haut enseignement allopathique. On ne monte plus sur le trépied
comme à Delphes ; mais on n'en a pas moius foi dans
l'iuspiration du dieu Esculape. Et tout cela non-seulement
s'enseigne, mais malheureusement se pratique en plein
dix-neuvième siècle.

J'arrive à une fantaisie encore plus grande ; je veux
dire la polypharmacie. Elle consiste, comme je l'ai déjà
dit, à mettre en pilules, potions et clystères, une foule
de médicaments tous ensemble, dans l'espérance probable que sur le nombre se trouvera le bon. Les ordon-
nances sont chargées, le pharmacien se pâme d'aise, et
proclame le médecin très-savant ; puis le client du
polypharmaque,

> Soumis avec respect à sa volonté sainte,

avale toute cette macédoine avec la foi la plus robuste.

Cette polypharmacie absurde a été condamnée de tout
temps ; et cependant, en dépit des excommunications
les plus solennelles, elle possède encore de nombreux
adeptes. Voici ce que disait le célèbre Linnée des polypharmaques : « Celui qui prescrit de longues formules
de remèdes est un trompeur, ou un ignorant : *Qui longas
remediorum formulas prescribit, aut dolo, aut ignorantiá
peccat* [1]. »

___

(1) Il y a longtemps qu'Hippocrate a dit : *Medicamentorum varietas ignoran-
tiæ filia est.*

Qui potest mederi simplicibus, dolose et frustra quærit composita (*Villanova*).

Ego dico desipere eos medicos, qui pluribus medicamentis aliquid expediunt quod
paucioribus transigi potest. (J. Langius.)

De tout cet amas, ayant faict une mixtion de breuvage, n'est-ce pas quelque
rêverie d'esperer que ces vertus s'aillent divisant et triant de cette confusion et meslange

Telles sont les quatre plaies cardinales de l'allopathie.

Que si dans ses rangs il existe une masse de praticiens honnêtes se livrant avec conscience à l'exercice de la médecine, telle qu'ils l'ont reçue de leurs pères, dans ce qu'elle a d'acceptable et de bon pour tous, il n'en est pas moins vrai que c'est dans les rangs allopathiques que fourmillent d'un autre côté les sceptiques, les empiriques, les fantaisistes et les polypharmaques.

Je vous ai donné le bulletin de santé de l'allopathie ; et cependant, malgré ses quatre grandes plaies, elle vit toujours, et ne semble pas prête à mourir. Encore moins est-elle morte ou défunte.

Je sais bien qu'aujourd'hui on croit peu à l'allopathie comme doctrine, attendu qu'elle n'en a pas et qu'elle ne peut pas en avoir. On fait mieux ; on la pratique sans y croire. On n'ose pas la soutenir scientifiquement par-devant les homœopathes, et alors on dit qu'elle est morte [1] ; mais s'agit-il d'attaquer l'homœopathie, la

---

pour courir à charges si diverses ? Je craindrais infiniment qu'elles perdissent ou échangeassent leurs étiquettes, et troublassent leurs quartiers. Et qui pourrait imaginer qu'en cette confusion liquide, ces facultés ne se corrompent, confondent et alternent l'une l'autre ? (Montaigne.)

[1] Ce singulier argument a été produit, je crois, pour la première fois, dans la lettre suivante publiée dans le *Moniteur du Puy-de-Dôme*, 25 janvier, par mon honorable collègue, M. le professeur Nivet, quelques jours après ma première leçon. On comprendra à la simple lecture pourquoi je n'ai pas répondu à pareil factum. La meilleure réponse que je puisse faire aujourd'hui, c'est d'imprimer cette lettre en entier et sans y ajouter le moindre commentaire.

« Monsieur le rédacteur,

» Votre esprit d'équité ne nous laisse aucun doute sur l'accueil bienveillant que vous ferez aux observations que uous prenons la liberté de vous adresser en notre nom et au nom de quelques-uns de nos confrères, à propos de la lecture de M. Imbert sur l'histoire d'Hahnemann et de ses doctrines. Nous laisserons à d'autres le soin de réfuter ce professeur, et nous nous bornerons à tracer ici la ligne de démarcation qui nous sépare de lui.

» L'orateur a fait en débutant l'apologie de la liberté d'enseignement, du droit de

pauvre défunte ressuscite, et alors praticiens honnêtes
et consciencieux, sceptiques, empiriques, fantaisistes
et polypharmaques, tous accourent de tous les points de
l'horizon. Ils prêchent la guerre sainte pour défendre
l'allopathie, leurs dieux lares et leurs foyers. Mais, hélas !

discussion ; par ces motifs, il nous permettra sans doute, d'examiner avec toute la
réserve que commandent les sentiments de bonne confraternité une partie de son
discours.

» Un accueil bienveillant, une chambrée sans vides, des applaudissements réitérés,
un succès oratoire complet, tel a été le résultat de la soirée, nous le reconnaissons.

» Il est fâcheux que le professeur ait lancé, bien inutilement, les foudres de son
éloquence sur une pauvre défunte qu'on appelle Allopathie.

» Ces foudres ont passé par-dessus nos têtes, car nous ne connaissons personne,
parmi nous, qui suive cette vieille doctrine, bonne tout au plus à servir de point de
mire aux critiques des homœopathes.

» Ceci nous remet en mémoire les moulins à vent que combattait le héros de Cer-
vantès.

» Il y a quelques années, M. Imbert était éclectique ; il s'est converti aux croyances
nouvelles. Nous sommes, au contraire, restés fidèles à son ancien drapeau, et nous
le portons sans remords et sans crainte.

» Nous abandonnons volontiers à M. Imbert le monopole des lois de similitude,
l'examen des grands et petits systèmes, l'étude de l'influence des serpents et des
fruits défendus, à la condition qu'il voudra bien nous permettre, en notre qualité de
praticiens, d'emprunter à toutes les écoles thérapeutiques, en y comprenant la médecine substitutive, les remèdes dont l'expérience nous a démontré et nous démontrera
l'efficacité.

» Mais nous nous abstiendrons toujours, il peut en être sûr, de moissonner et
même de glaner dans les champs de la médecine homœopathique infinitésimale. Il y a
entre M. Imbert et nous toute la distance qui sépare la dose pondérable agissante,
des millionièmes.

» Une chose nous a paru singulière dans l'argumentation du savant orateur : il a
d'abord sacrifié les médecins qui ne partagent pas ses opinions, sous les formes allopathiques, et il les a ensuite compris, à divers titres, dans les phalanges hahnemaniennes. Ils refuseront, j'en suis sûr, un aussi grand honneur.

» Après avoir écouté avec attention le mélange d'érudition habile et d'oublis cal-
culés, d'éloges et de critiques acerbes, de vérités et de paradoxes qui composait la
lecture de M. Imbert, nous avons éprouvé un sentiment de satisfaction en songeant
que c'était un collègue qui a été applaudi, et un sentiment pénible quand nous nous
sommes rappelé les anathèmes prononcés contre nous par l'un de nos frères en Jésus-
Christ. Espérons que dans son prochain discours M. Imbert nous traitera avec plus
de charité.

» Nous terminerons en remerciant M. Imbert d'avoir fait, une fois encore, l'éloge
de l'un des nôtres, de M. Michel Bertrand, dont le nom ne peut être prononcé parmi
nous sans provoquer d'unanimes applaudissements.

» V. N. »

les barbares sont déjà dans leurs murs, et les oies du Capitole ne pourront les sauver.

Et c'est pourtant, Messieurs, cette école allopathique qui s'intitule la médecine exacte, la médecine rationnelle, alors qu'elle n'a d'autre exactitude et d'autre raison que l'empirisme ; la médecine physiologique, alors qu'elle ignore ou néglige les propriétés physiologiques du médicament ; l'école d'observation, alors qu'elle a presque entièrement abandonné les champs de la pharmacodynamie, et que depuis longtemps elle a négligé toute observation sur ce terrain essentiel. Et ces vains titres ne sont que de brillants oripeaux qui ne cachent nullement sa nudité et sa misère.

Telle est cette école, qui en médecine ose se poser en rivale et en ennemie de la doctrine de Hahnemann, et qui lui jette à la figure pour toute objection de fades plaisanteries ou de grossières injures. Elle occupe les positions officielles, les académies et les facultés ; elle lutte de ruses et d'efforts pour empêcher l'homœopathie d'avoir, comme pratique et comme enseignement, sa place légitime et honorable au soleil, sous ce soleil qui après tout luit pour tout le monde.

Mais un jour viendra où ces barrières seront abaissées, et j'appelle ce jour de tous mes vœux, dans l'intérêt de la médecine et dans l'intérêt de tous.

TROISIÈME LECTURE

—∽ 2 MARS ∽—

MESSIEURS,

Voici déjà deux leçons que j'ai eu l'honneur de faire
devant vous, et je n'ai qu'à vous remercier de tous les
encouragements dont vous m'avez réellement comblé.
Ai-je besoin de dire d'un autre côté que, en venant défendre ici la doctrine de Hahnemann, et répondre à ses
adversaires, ce n'est point aux médecins de Clermont que
je m'adresse. Il n'y a pour moi dans cette cité ni allopathes ni homœopathes. Je ne vois que des confrères à
qui j'accorde toute estime professionnelle. J'ai le bonheur
de posséder parmi eux d'honorables amitiés, et je n'irai
pas de gaieté de cœur altérer des rapports de bonne
confraternité qui sont pour moi une véritable fortune.

Mes confrères savent très-bien, du reste, que je n'ai
pas attendu la création des lectures publiques pour
combattre les erreurs de l'allopathie. Tous les médecins
qui se tiennent au courant du mouvement scientifique
savent aussi que je suis, depuis bientôt quinze ans, dans
la presse médicale, un avocat du système hahnemanien,
et que j'ai publié de nombreux mémoires pour le démon-

trer et le défendre. Ce que j'ai dit et écrit ailleurs, je
viens le répéter ici.

Que si l'on m'a accordé sur un plus vaste théâtre non-
seulement de la tolérance, mais une certaine autorité en
la matière, j'espère que je trouverai aussi dans ma ville
d'adoption la même bienveillance et la même liberté, et
qu'on ne viendra pas travestir en une lutte indigne et
personnelle, une lutte purement doctrinale et du caractère
le plus élevé.

I.

Cela dit, entrons en matière, et pour poursuivre notre
voyage scientifique, permettez-moi de vous faire monter
immédiatement en chemin de fer.

J'ai besoin de cette nouvelle comparaison pour résumer
ce que je vous ai dit dans ma dernière lecture sur la
valeur intrinsèque de la loi des semblables.

J'en dois presque l'idée au savant professeur d'astronomie [1] de cette Faculté, qui dans une leçon récente
nous a souvent mis en chemin de fer pour nous faire
comprendre les distances relatives des astres, et qui nous
a fait voyager dans tous ces mondes de soleils et de
nébuleuses avec cette sûreté et cette clarté qui distin-
guent ce chef habile de train. Nous allons aussi nous
mettre en voyage à la recherche d'une meilleure thérapeutique, dans ce monde de la médecine qui compte

[1] M. Bourget, professeur à la Faculté des sciences.

beaucoup plus de nébuleuses que de soleils, et je vous ferai voir comment voyagent les homœopathes et les allopathes, et combien ils sont loin de voyager de la même manière.

Pour les homœopathes, tout chemin de fer doit être nécessairement à deux voies, parce qu'ils ont une double voie d'expérimentation, expérimentation sur l'homme en santé et expérimentation sur l'homme malade. Ils ont à leur disposition un double train, le train de la santé et le train de la maladie.

S'ils prennent le train de santé, ou la première voie, c'est pour voyager plus sûrement sur la seconde, où circule le train de la maladie. Ils vont demander à la première voie, en expérimentant les remèdes sur l'homme en santé, la manière de s'en servir sur l'homme en état de maladie. Ils concluent des résultats obtenus dans le premier voyage à ceux qu'ils pourront obtenir dans le second.

Prennent-ils la seconde voie, ou le train de maladie? Ils appliquent, ils complètent, ils rectifient les données qu'ils ont acquises par la première. Et même viennent-ils à prendre tout d'abord la seconde voie, ils concluent aussi des résultats obtenus à ceux qu'ils doivent trouver sur la première. Ainsi, par exemple, ont-ils constaté que tel médicament coupait la fièvre, ils en concluent que dans certaines circonstances ce même médicament doit la donner.

Cela est si vrai que, sachant par une longue tradition, ce qui équivaut à de longs et fréquents voyages par le train de maladie, que l'arsenic coupait la fièvre intermittente, j'en ai conclu qu'il devait nécessairement la donner, fait pathogénétique qui avait été mis peu en évidence. Je m'étais aperçu moi-même que souvent les malades soumis à cette médication pour diverses causes, se plaignaient d'alternatives de froid et de chaud, petite image de la fièvre intermittente ; puis fouillant les livres, j'ai été déterrer un grand nombre de faits émanant d'observateurs qui avaient vu de véritables accès de fièvre intermittente développés par l'arsenic, et j'en ai fait l'objet d'un nouveau mémoire. J'ajoute même que ce sont les allopathes qui m'ont fourni presque tous ces faits, sans se douter, bien entendu, qu'ils travaillaient pour la plus grande démonstration de l'homœopathie.

Ainsi les deux voies du chemin de fer homœopathique se complètent l'une par l'autre. Ce sont deux immenses parallèles qu'il faut toujours suivre pour ne pas se tromper sur le terrain si difficile de la thérapeutique. La loi des semblables n'est au fond qu'une loi de parallélisme, ou d'analogie.

L'homœopathe, au moyen de ses deux voies, conclut incessamment des propriétés physiologiques des médicaments à leur application thérapeutique, et *vice versa ;* tandis que l'allopathe, ne suivant que la seconde voie, voyage sur elle sans guide et à l'aventure, ne découvrant jamais qu'à la longue et à travers les plus grandes difficultés les maladies correspondant à l'action réelle des médicaments.

L'homœopathe peut toujours prévoir et vérifier en vertu de sa loi. L'allopathe n'a pas cette faculté de prévision ; il ne peut pas vérifier, puisqu'il n'a pas prévu : différence énorme au point de vue du progrès et de la certitude thérapeutique.

On a souvent accusé la médecine d'être un art conjectural. C'est là le grand mot des gens du monde, quand
ils veulent parler de notre art, et Dieu sait s'ils s'en font
faute !

Il y a plusieurs espèces de certitudes. A côté de la
certitude métaphysique, morale et historique, il y a
aussi une certitude médicale. Chaque science a sa
méthode de démonstration, et son degré de certitude
à elle.

Sur le terrain même de la thérapeutique, quels que
soient les reproches qu'on lui a faits, rien qu'avec la
masse de faits que nous possédons, et qui sont le patrimoine commun de toutes les écoles, il serait très-facile
de prouver que la médecine n'est point un art conjectural.

Les erreurs de l'allopathie semblent autoriser cette
opinion; mais elle est encore moins soutenable sur le
terrain de l'homœopathie, où la certitude médicale éclate
avec évidence, puisque cette école apporte une véritable
loi, ou formule, en vertu de laquelle, les propriétés physiologiques d'un médicament étant connues, on en déduit
les applications thérapeutiques. Mais vous comprendrez
beaucoup mieux comment il faut entendre la certitude
médicale, lorsque j'aurai développé plus tard certaines
thèses.

J'arrive maintenant à une objection importante qui se
présente naturellement ici. Elle n'a jamais été faite, que
je sache, par les allopathes, par la simple raison qu'ils
n'ont jamais examiné sérieusement la doctrine homœopathique, et qu'ils se sont contentés le plus souvent d'en
plaisanter et d'en rire. Voici comment je conçois qu'on
peut faire cette objection.

Vous nous dites que les homœopathes ont donné une attention particulière aux propriétés physiologiques des médicaments, et qu'ils concluent de là à leur application thérapeutique par voie de similitude. Mais avant les homœopathes, on connaissait un grand nombre de propriétés physiologiques des médicaments, et aujourd'hui, dans l'école allopathique, il paraît tous les jours une foule de travaux sur ces mêmes propriétés. Or, les allopathes n'ont-ils pas pu conclure de ces propriétés à l'application du médicament dans les maladies, soit par la loi des contraires, soit par toute autre loi, et arriver aussi bien que les homœopathes à d'excellents résultats ?

Telle est l'objection dans toute sa nudité et toute sa force. Voici comment j'y réponds.

Il est vrai que depuis deux mille ans on a constaté çà et là une foule de propriétés physiologiques des médicaments, et, Dieu merci, Hahnemann en a largement profité pour démontrer la loi fondamentale de son système. Il est encore très-vrai que les allopathes de notre temps ont contribué beaucoup par leurs travaux à ce genre d'études, quoique ces travaux soient de tous points bien inférieurs à ceux de l'école hahnemanienne.

C'est même grâce à ces travaux que depuis longtemps je m'amuse à démontrer souvent, dans la presse médicale, que les allopathes ont prouvé sur toute la ligne le principe homœopathique, et qu'ils fournissent tous les jours des armes à leurs adversaires pour se faire battre, et cela, bien entendu, sans s'en douter.

Je vais plus loin. J'accorde tant d'importance à ces travaux allopathiques que, après les *chinois* de Clermont, je leur dois d'avoir compris toute la valeur de la doctrine

6

hahnemanienne. Oui, ce sont les allopathes qui m'ont fait homœopathe; et quoique je sois sorti de leurs rangs, je n'en suis pas moins sorti de leurs flancs.

Il n'y a rien du reste de plus facile que de démontrer l'homœopathie par les travaux de ses adversaires; il y aurait tout un livre à faire à ce sujet, et le médecin qui aurait le temps et les moyens de faire cette étude complète, rendrait un véritable service à la science. Et en outre si j'avais un conseil à donner aux allopathes, je leur dirais de ne pas se livrer à ce genre de travaux. De cette manière, ils couperaient les vivres aux disciples de Hahnemann, et ce serait de bonne stratégie.

Ainsi, loin de nier la valeur des travaux allopathiques en physiologie médicamenteuse, je l'affirme sur toute la ligne; mais en même temps j'affirme aussi qu'au fond les allopathes n'ont jamais conclu des propriétés physiologiques des médicaments à leur application thérapeutique; et que, quand ils ont voulu partir de là, ils ont toujours fait fausse route. Ce que je prouve en prenant les allopathes à toutes les époques de la tradition, depuis Galien jusqu'au professeur actuel de thérapeutique de la Faculté de Paris, qui est M. Trousseau.

La preuve que les allopathes n'ont jamais sérieusement conclu des propriétés physiologiques du remède à son application thérapeutique, c'est qu'ils n'ont jamais eu au fond la notion véritable du médicament, c'est qu'ils n'ont jamais bien compris que le mal que faisait par elle-même, comme poison, la substance médicinale, nous enseignait le bien qu'elle pouvait nous faire dans l'état de maladie. De là, depuis et avant Galien, on avait toujours cherché à atténuer l'activité de ces substances par le mélange avec d'autres substances regardées comme moins actives, ou à qualités opposées; et toute la polypharmacie galénique a été basée sur l'idée ou le principe de correction des médicaments, idée ou principe d'une fausseté palpable. A l'homœopathie seule appartient le vrai principe de la correction des médicaments par l'atténuation des doses, comme je le dirai plus tard.

Une seconde preuve, c'est la répulsion presque unanime que de tout temps la majorité des médecins a témoignée pour l'emploi des poisons en thérapeutique. Certes ils en connaissaient en partie les propriétés actives, ou physiologiques, et c'est précisément en vertu de ces propriétés qu'ils les repoussaient de la pratique.

Il y a plus de cent cinquante ans, Melchior Frick publiait son traité remarquable sur la vertu thérapeutique des poisons, *De virtute venenorum medica*[1], où il préconisait les propriétés de la belladone, de la stramoine, de l'aconit, de l'arsenic et autres substances vénéneuses; et en même temps il prenait toutes les précautions oratoires pour ne pas paraître un empoisonneur, et pour lutter contre les préjugés de son temps. Son livre resta incompris.

Il fallut la haute position qu'occupait Storck près de l'impératrice Marie-Thérèse pour oser, cinquante ans après, reprendre cliniquement les travaux de Frick, dont il s'inspira évidemment, bien entendu sans nommer l'auteur.

L'illustre médecin de Vienne souleva de nombreuses oppositions; et en terminant un de ses beaux opuscules

---

[1] *Tractatus medicus de virtute venerorum medica.* Ulmæ, impensis Authoris, anno 1701.

sur l'aconit, il n'a pas craint d'en appeler de ses contemporains *jaloux et fronçant le sourcil,* à l'équité et à la reconnaissance des médecins qui devaient plus tard constituer pour lui la postérité [1].

En 1774, Lewis, médecin anglais auteur d'un bon traité de matière médicale, s'applaudissait de ce que dans la pratique on avait repoussé l'usage de la belladone, et Van der Haar se félicitait aussi de voir ce remède mis de côté en Belgique.

Depuis plus d'un siècle l'arsenic a été rejeté comme médicament par la majorité des médecins. Les plus grands noms dont la médecine s'honore, Stahl, Boerrhauve, Hoffmann, et même Storck, l'ont proscrit, soutenant qu'il était défendu à tout médecin honnête et religieux de l'employer dans l'art de guérir.

Et à cette heure encore il y a des médecins qui administrent tous les jours de l'opium, de la digitale et de la noix vomique, poisons tout aussi redoutables que l'arsenic, et qui proclament hautement qu'ils croiraient manquer à leur conscience en prescrivant ce dernier médicament. Or, ils oublient que la conscience, chez le médecin, dérive uniquement de la science. Ils croient faire un acte consciencieux, tandis qu'ils font simplement acte d'ignorance.

Les allopathes de toutes les époques ne sont donc jamais partis sérieusement des propriétés physiologiques des médicaments, puisqu'ils se sont efforcés de corriger les médicaments actifs ou vénéneux par des mélanges

---

[1] Et licet præsens sæculum fors supercilioso oculo nostros intueratur labores, erunt posteri, qui æquiori animo judicabunt, et meritas nobis agent gratias.

absurdes, et que, d'un autre côté, ils les ont la plupart du temps rejetés.

Une preuve encore plus forte de ce que j'avance, c'est que M. Trousseau, le coryphée des allopathes modernes, est venu nous dire que la thérapeutique était basée uniquement sur le hasard, élevant pour notre époque cet empirisme brutal à un empirisme d'induction, qui est toujours de l'empirisme.

Qu'on lise les deux énormes volumes de son traité de thérapeutique, et l'on verra qu'il ne conclut jamais des propriétés physiologiques du remède à son application dans les maladies, à moins de rendre hommage au principe homœopathique, ce qui lui arrive plus d'une fois[1].

---

[1] « Dans leur *Traité de thérapeutique*, MM. Trousseau et Pidoux, sous le titre d'*Etude physiologique,* ont placé en tête de chaque médicament une véritable pathogénésie empruntée à toutes les sources, surtout à la *Matière médicale pure* de Hahnemann. Ce n'est autre chose que le tableau des symptômes produits sur l'homme sain et sur les animaux par chaque médicament. Ces études incomplètes, il est vrai, mais suffisamment sûres, et non moins importantes que sérieuses, n'ont fourni aux auteurs aucune conclusion. Elles sont comme un hors d'œuvre dans l'ouvrage. L'analogie et l'induction n'en ont tiré aucun parti. Les effets physiologiques d'un médicament ne sont point comparés aux affections contre lesquelles il est préconisé. Dans ses *Conférences,* M. Trousseau n'a pas fait la moindre allusion à ce genre de recherches, qui doit exercer sur l'avenir de la médecine une influence décisive. Heureusement il en sera de ceci comme de l'expectation ; la force des choses conduira à l'essai des médicaments sur l'homme et les animaux dans l'état de santé et de maladie, et à des résultats que ni Bretonneau ni ses élèves n'ont aperçus ou même soupçonnés... La thérapeutique expérimentale, méthodique, rationnelle, exacte, se substituera à la thérapeutique de l'analogie et de l'induction, du hasard et du préjugé. Le nihilisme sera vaincu, et M. Trousseau découvrira peut-être dans son traité, entre les symptômes physiologiques produits et l'affection guérie par un même médicament, un rapport de similitude évident à chaque page pour tout lecteur désintéressé. »

Ce passage est extrait d'une excellente critique des *Conférences sur l'empirisme* de M. Trousseau, qui a paru sous ce titre : *De l'empirisme et du progrès scientifique en médecine, à propos des conférences de M. le professeur Trousseau, par un rationaliste, docteur en médecine de la Faculté de Paris,* Paris, 1863. — Nous devons cette réponse aussi solide que spirituelle au docteur Cretin, l'un des homœopathes les plus distingués de Paris.

J'ajoute que la partie physiologique des médicaments y est tellement négligée que le célèbre professeur n'a pas craint, dans les dernières éditions, de rayer d'un trait de plume toute la pathogénésie arsénicale, pour la remplacer par l'historiette de ces paysans du Tyrol et de la Styrie, qui mangent de l'arsenic comme ailleurs on mange de l'opium. Et c'est ainsi que les allopathes écrivent l'histoire des médicaments.

En outre, toutes les fois que les allopathes ont voulu partir des propriétés physiologiques des remèdes, ils ont toujours fait fausse route, à moins de tomber en pleine homœopathie.

Longtemps avant Galien, Asclépiade voulait qu'on traitât par le vin les gens atteints de frénésie; et d'un autre côté, Cœlius Aurelianus combattait vivement Asclépiade, par la simple raison que le vin mettait luimême les ivrognes en frénésie. Asclépiade concluait par l'expérience sur les frénétiques à la bonté du vin en pareil cas; Cœlius Aurelianus partait de l'expérience physiologique du vin donnant la frénésie aux ivrognes, et en rejetait l'emploi dans la frénésie venant d'ailleurs : il concluait donc à faux d'après la donnée physiologique.

Le célèbre Hoffmann s'étonnait de ce que Robert Boyle avait recommandé le mercure dans la dyssenterie; pourquoi? Parce qu'il savait que le calomel et le sublimé corrosif, préparations mercurielles, donnent par euxmêmes la diarrhée et la dyssenterie. Il arguait donc à faux de cette propriété physiologique contre l'application thérapeutique qu'en faisait Boyle.

Aujourd'hui on enseigne dans les livres, et on répète tous les jours dans la pratique, qu'il ne faut pas donner l'opium dans les congestions cérébrales, parce qu'on sait que physiologiquement l'opium congestionne le cerveau. Cette conclusion est fausse pratiquement, attendu que l'opium offre des ressources précieuses dans ces mêmes congestions. Ici les allopathes font fausse route, et de plus ils sont inconséquents, attendu qu'ils administrent tous les jours avec succès l'opium dans le *delirium tremens*, ou délire des ivrognes, maladie où le cerveau est profondément congestionné.

Je pourrais vous citer mille exemples pareils, à l'effet de vous démontrer que les allopathes se sont habituellement trompés dans l'application thérapeutique en partant des propriétés physiologiques des médicaments.

Et c'est là la source des nombreuses contradictions qui ont été reprochées à tous les auteurs de matière médicale, et ce sont ces contradictions évidentes qui ont jeté beaucoup d'esprits élevés dans le scepticisme.

Ces contradictions reposent sur la confusion perpétuelle du fait physiologique et du fait thérapeutique. Robert Boyle partait du fait thérapeutique pour dire : Oui, le mercure est bon dans la dyssenterie. Hoffmann partait du fait physiologique, et il disait : Il ne faut pas de mercure dans la dyssenterie, puisqu'il la donne.

Et l'on conçoit parfaitement ces erreurs ou contradictions, puisqu'en somme le fait résultant de l'expérimentation physiologique est la négation du fait thérapeutique. Chez l'homme sain, le mercure donne la dyssenterie; chez l'homme malade, il la guérit. Le médicament fait donc chez l'homme malade tout le contraire de ce qu'il fait chez l'homme en santé. D'où la nécessité de distinguer continuellement l'état de santé et l'état de maladie;

la doctrine homœopathique repose essentiellement sur cette distinction. La loi des semblables explique seule toutes les contradictions et toutes les erreurs qui fourmillent en matière médicale; en dehors d'elle, il n'y a que confusion; et c'est pour cela que tant que les allopathes se refuseront à marcher à la lumière de la loi de similitude, ils marcheront toujours à l'aveugle, d'erreur en erreur, de contradiction en contradiction.

Ainsi, pour les allopathes, la physiologie des médicaments ne peut pas les conduire à leur application thérapeutique. Repoussant la loi de similitude, ils ne peuvent que conclure à faux, et toutes leurs études physiologiques sont un livre qui est fermé pour eux ; ils ne savent pas y lire : il n'y a que les homœopathes qui puissent le comprendre et en tirer des déductions logiques et fécondes.

De là la nécessité, pour bien étudier et comprendre la pharmacodynamie, de suivre les deux voies d'expérimentation ; et c'est là qu'est toute la force et la puissance de l'homœopathie.

II.

J'ai résolu une première objection. Je veux en résoudre une seconde, qui au fond est très-légitime. Je vais vous la présenter dans toute sa crudité; la voici. — Les homœopathes font une rude guerre à l'ancienne médecine ou thérapeutique ; mais est-ce qu'il n'y a rien de bon dans l'ancienne école? — Telle est l'objection, et voici comment j'y réponds.

Oui, malgré les erreurs nombreuses qui fourmillent en thérapeutique, malgré une foule de contradictions souvent plus apparentes que réelles, il existe en matière médicale une foule de vérités précieuses; c'est là ce qui constitue pour tous un fonds social, un riche patrimoine provenant de l'épargne de tous les siècles; et loin de nier et de repousser ces richesses traditionnelles, les homœopathes en sont au contraire les conservateurs et les démonstrateurs les plus intelligents. C'est cette fortune séculaire qui sert, comme je l'ai déjà dit, à fonder la conscience du médecin et à lui donner foi dans son art. C'est en s'appuyant sur cette masse de vérités acquises qu'on est en droit de reprocher à Hahnemann ses invectives trop générales contre la thérapeutique ancienne.

Je vais plus loin et je dis : C'est là ce qui fait qu'on peut être en un sens très-bon et très-savant médecin sans être homœopathe; entendez-le bien, et je vous prierai même de le répéter de ma part à tous les médecins que vous sauriez être réfractaires à l'homœopathie. Au fond, il n'y a pas besoin d'être homœopathe pour couper la fièvre avec la quinine, guérir le goître avec l'iode, et la fluxion de poitrine avec l'émétique [1].

Mais à ces aveux tout favorables, il est juste d'apporter de notables restrictions. C'est que la thérapeutique des allopathes est loin d'être réellement ce qu'elle pourrait être. Ils sont loin de connaître toutes les richesses du fonds social; aussi restent-elles pour eux en grande

---

[1] J'ai fait ici une concession toute de circonstance, et beaucoup trop large. Elle se trouve singulièrement limitée et réduite à sa juste valeur par ce que j'ai dit après.

partie improductives. Toutefois, à ce point de vue, ils ne sont pas aussi coupables qu'on pourrait le croire, et voici pourquoi : j'en apporte trois raisons.

La première, c'est que l'exploration de toutes ces richesses est excessivement difficile, longue et minutieuse. Elles ne sont pas collectées dans quelques livres ou manuels, mais on les trouve éparpillées çà et là sur toute la surface du monde scientifique. Il faut aller fouiller au fond des grandes bibliothèques, dans un nombre immense de livres, de thèses, de monographies et de journaux de tous les pays et de toutes les langues. Que la majorité se livre à une telle étude, c'est difficile, ou à peu près impossible. C'est là ce qui fait qu'on s'endort dans la routine, se contentant en thérapeutique de la célèbre trilogie de Molière, et de quelques médicaments dans leurs applications les plus positives.

La seconde raison gît dans la médiocrité même et l'insuffisance de l'enseignement officiel sous ce rapport. Et à ce sujet, la plainte est unanime parmi tous les médecins. Nous sortons des Facultés, munis de connaissances approfondies en anatomie, en physiologie, en pathologie et en anatomie pathologique, en séméiotique, grâce à l'auscultation ; aux vérifications chimiques et microscopiques ; mais nous ignorons la pharmacodynamie, attendu que la thérapeutique est la chose dont on s'occupe le moins. L'enseignement médical ressemble à une colonne magnifique, à laquelle rien ne manque, sinon le couronnement et le chapiteau, c'est-à-dire la thérapeutique. On nous lance dans la société, inhabiles à manier les armes fournies par les médicaments pour combattre la maladie. En outre, depuis bientôt deux

générations, les oracles de l'enseignement égarent sur la
question vitale de l'homœopathie la jeunesse de nos
écoles, soit par un silence calculé, soit par des négations
aussi sottes que ridicules. La Faculté de Paris est sceptique et fantaisiste, tandis que Montpellier rêve et s'endort dans les bras du principe vital ; et en ce qui touche
la thérapeutique, toute la génération médicale actuelle
est victime de cet enseignement.

Cette direction est d'autant plus funeste, et c'est la
ma troisième raison, que nous sortons à peine de la
grande révolution broussaisienne, où toutes nos traditions thérapeutiques ont fait naufrage. C'est surtout cette
révolution qui a jeté la plupart des médecins dans le
scepticisme, la fantaisie, l'empirisme et la polypharmacie. Et pendant ce temps-là, que faisait Hahnemann?
Grâce à son immense érudition allemande et à de nombreuses années passées au fond des bibliothèques, il
recueillait peu à peu les épaves de ce grand naufrage,
les soumettait à la pierre de touche de la loi homœopathique, et présentait à ses disciples les applications
thérapeutiques les plus variées et les plus fécondes. Je ne
crains pas d'affirmer que la moitié au moins d'entre elles
ont été empruntées à nos vieilles traditions. Hahnemann
a largement exploité le fonds social à son profit; il y a
puisé à pleines mains. Il a joué en un sens aux allopathes le plus beau tour scientifique qui ait jamais été
joué; et quand les allopathes combattent les homœopathes et repoussent les nombreux faits qu'ils apportent,
il est vrai de dire qu'ils ne savent pas ce qu'ils font.

Et à ce point de vue, ils jettent un dédain immérité
à toute la tradition. Fils légers et insouciants, ils ont

laissé envahir par de nouveaux venus les domaines de
leurs pères, qu'ils pourraient très-bien posséder au même
titre que ces derniers. Hippocrate eut raison dans son
patriotisme de repousser les présents d'Artaxercès ; mais
les allopathes ont-ils raison dans leur ignorance de repousser les présents de Hahnemann, alors qu'ils ne fe-
raient que rentrer dans les biens de la communauté ?
Sont-ils donc si riches sur leur propre fonds thérapeutique, pour ne pas être jaloux d'en combler les vides et
d'en remplacer la pauvreté par l'aisance et la fortune ?

J'avais donc raison de vous dire, il y a un instant, que
les homœopathes ont été les conservateurs et les démonstrateurs les plus intelligents de nos traditions thérapeutiques ; et maintenant, d'un autre côté, je suis
parfaitement autorisé à soutenir que les allopathes ne
sont pas même conservateurs, et encore moins sont-ils
progressistes.

Vous devez comprendre à cette heure comment il est
facile de répondre à cette objection qu'on fait aux homœopathes, en leur disant : Pourquoi repoussez-vous l'ancienne thérapeutique en médecine ? Est-ce qu'il n'y a rien
de bon chez elle ? — Vous voyez bien qu'ils ne repoussent
pas les richesses acquises ; que bien au contraire, à
l'inverse des allopathes, ils les ont exploitées à leur profit.

J'ai essayé jusqu'à présent de vous faire pour ainsi
dire toucher au doigt, par diverses comparaisons, la
valeur intrinsèque de la loi des semblables, ou, ce qui
revient au même, de l'homœopathie. J'en ai fini avec
elle. Au fond elle se réduit à comprendre le langage des
médicaments chez l'homme en santé, pour le traduire
ou le transposer chez l'homme malade. C'est là l'idée

magnifique qu'exprimait Hahnemann quand, occupé à chercher la grande loi des médicaments, il disait : « Les changements qu'ils déterminent dans l'état de santé n'ont pas lieu en vain, et doivent certainement signifier quelque chose. Peut-être est-ce là la seule langue dans laquelle ils puissent exprimer à l'observateur le but de leur existence. »

Comme toutes les grandes découvertes, l'homœopathie n'est au fond qu'une idée très-simple : elle consiste à connaître les propriétés positives des médicaments chez l'homme en santé, pour en conclure à leur application sur l'homme malade. C'est cette idée si simple que poursuivait Hahnemann, quand il était à la recherche d'une meilleure thérapeutique ; et le jour où il la trouva fut un jour mémorable pour la médecine : en tant que thérapeutique, elle avait enfin trouvé sa voie.

Et ne jetez pas, je vous prie, l'injure à la face de tous les médecins passés, parce que, malgré tous leurs travaux et les hommes de génie qui ont fourmillé parmi eux, ils n'ont pu arriver, pendant deux mille ans, à une découverte qui paraissait si facile. L'histoire de toutes les sciences est pleine de ces mésaventures. Dieu semble l'avoir permis pour enseigner l'orgueil humain. En voici un exemple.

Depuis le commencement du monde, on avait toujours fait chauffer de l'eau dans la marmite. De tout temps on s'était aperçu que l'eau en bouillonnant faisait de la vapeur, et que cette vapeur soulevait le couvercle du vase métallique. Depuis Aristote et Archimède, jusqu'au vil esclave préposé aux bains ou à la cuisine, tous avaient vu le phénomène ; l'humanité tout entière avait passé ous les jours devant ce fait, et cependant jusqu'à James Watt, il y a cent ans, personne n'avait pensé à utiliser cette vapeur comme puissance motrice, et à convertir le couvercle de la marmite en canal de fer pour y faire circuler l'eau vaporisée et marcher un piston.

Cinquante ans plus tard, Watt présentait sa machine à vapeur au souverain du premier empire, et Napoléon ne comprit pas l'homme de génie anglais, et l'Institut français consulté repoussa cette immense découverte. Quelques années après, en 1819, Watt mourait découragé peut-être, et sans avoir vu le magnifique développement donné à son invention.

Et aujourd'hui, Messieurs, nous assistons au triomphe de la marmite et de son couvercle. Elle règne dans la moindre usine, où elle centuple les forces de l'homme et la production. Elle circule en maîtresse sur les chemins de fer, abrégeant les distances et rapprochant les peuples. Elle s'est installée dans les flancs de nos vaisseaux, et ces navires aux chaudières embrasées et aux cuirasses de fer vont porter au loin et notre civilisation chrétienne et notre gloire de France, comme ces preux chevaliers d'autrefois, qui dans des corps tout bardés de fer portaient des âmes toutes de feu.

Un jour aussi nous assisterons au triomphe de la doctrine de Hahnemann. Elle aura sa place légitime dans les Académies et les Facultés; elle aura ses chaires d'enseignement et ses cliniques officielles; elle s'installera jusque dans la moindre officine. Il y aura pour le peuple des hôpitaux homœopathiques, afin que le peuple jouisse aussi de la liberté de se faire soigner par qui il voudra. Et plaise à Dieu que le neveu de celui qui repoussa la vapeur pour avoir consulté les Académies, donne une liberté scientifique complète à la réforme hahnemanienne, sans tenir compte de l'opposition ignorante et passionnée et des Académies et des Facultés !

III.

On m'a dit depuis ma dernière leçon, car j'ai causé, veuillez bien le croire, avec un certain nombre de mes auditeurs ; on m'a dit : Nous voyons bien que vous avez déblayé le terrain, en démontrant l'absence de principes en allopathie, et les quatre grandes plaies qui la rongent et qui en sont la conséquence. Vous avez beaucoup insisté sur la valeur de la loi des semblables ; mais au fond vous n'avez rien construit, et vous n'avez pas démontré votre système.

Je réponds à cela : Non-seulement j'ai démoli, mais, si vous m'avez bien suivi et compris, j'ai réellement construit et édifié.

J'ai édifié, par cela même que par une foule de faits et de comparaisons, j'ai cherché à vous prouver la réalité et la valeur de la loi des semblables. C'est sur cette loi que repose tout l'édifice homœopathique. L'affirmer, c'était bâtir.

Si je pouvais suivre un à un les deux cents médicaments dont on se sert en homœopathie, je vous ferais voir que la loi des semblables existe pour chacun d'entre eux dans une multitude de leurs effets ; et si j'entrepre-

nais cette démonstration, il me faudrait faire cours tous
les jours pendant deux ou trois ans de suite, chose
impossible, et tous ces bancs si garnis deviendraient
bientôt déserts. Je vous ai cité quelques faits saillants,
cela doit vous suffire, de même qu'il suffit dans les
sciences d'observation d'un seul fait bien prouvé pour
démontrer l'existence de toute une loi.

Ainsi, par exemple, nous avons une loi créée par
Berthollet, connue sous le nom de double décomposition, et que l'on formule à peu près ainsi : Deux sels
solubles et préalablement dissous étant mélangés, si
par échange réciproque de leurs acides et de leurs bases,
il peut se former un sel·insoluble, il se fait un précipité
par voie de double décomposition.

Le chimiste qui voudra vous démontrer cette loi prendra de l'hydrochlorate de soude et du nitrate d'argent,
et mélangeant les dissolutions de chaque sel, il vous
rendra visible et palpable la loi de double décomposition
par un beau précipité blanc, caillebotté, insoluble dans
l'eau et l'acide nitrique, et soluble dans l'ammoniaque.
Il pourra peut-être encore faire deux ou trois expériences avec quelques autres sels solubles, et il vous
aura bien et dûment démontré la loi de double décomposition.

J'ai fait de même en vous exposant la loi des semblables. A la place du hasard, qui est le seul guide de
l'allopathie, j'ai posé une règle ou une loi qui est le
fondement de l'homœopathie, et voilà tout le système
édifié et construit. Ceux qui sont au courant des procédés
de démonstration dans les sciences d'observation, et qui
savent ce que c'est qu'une loi, comprendront très-bien

que, la loi trouvée et démontrée, il a été construit et édifié quelque chose.

Puisque nous en sommes au chapitre des causeries, je vous dirai encore, à propos de ma dernière leçon, que beaucoup de personnes se sont exclamées, en affirmant bien haut qu'après une telle exposition il n'y avait réellement plus moyen de croire en la médecine.

Eh bien! non, vous vous trompez. Vous croirez tous et toujours à la médecine. Je veux en outre que vous y croyiez plus que jamais, même après ma dernière leçon, que l'on pourrait appeler en un sens une leçon de démolition, et que j'appelle, moi, une leçon de reconstruction.

Vous y croirez toujours, parce qu'il est dans la nature de l'homme de croire à quelque chose. Vous y croirez toujours, parce qu'il faudra éternellement du quinquina ou de l'arsenic pour couper les fièvres, de l'iode pour guérir les scrofules et les goîtres, de l'opium pour calmer les douleurs, et du mercure pour combattre les nombreuses maladies qui circulent en beaucoup trop de veines. Vous y croirez toujours, parce qu'il existe en thérapeutique une foule de vérités acquises sur la vertu curative des médicaments, et que vous serez bien aises et fort heureux d'en profiter.

Vous aurez beau faire du scepticisme en pleine santé, quand vous serez malade, vous enverrez quérir le médecin; et si vous ne guérissez pas, vous irez même chercher le charlatan ou la somnambule. Non-seulement vous voudrez toujours des remèdes, mais vous en voudrez beaucoup; et quand le médecin prudent et consciencieux vous en refusera ou ne vous en prescrira qu'un

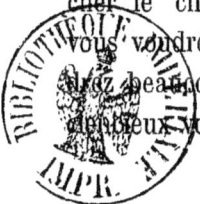

7

seul à la fois, il vous arrivera souvent de n'avoir pas confiance en lui, et vous irez au drogueur.

J'ai attaqué l'autre jour avec une certaine vivacité les polypharmaques, et je me suis trompé. C'est vous, public, que j'aurais dû attaquer, car c'est vous qui êtes le coupable. C'est vous qui pesez sur la conscience du médecin, et qui voulez des remèdes à tout prix et à tort et à travers; et après tout, le polypharmaque se laisse faire, et il finit par croire qu'il a raison d'agir ainsi. Et du reste, n'est-il pas excusable lorsque, en présence d'un danger sérieux, il fait feu de tout bord, et n'a-t-il pas alors pour lui la raison légitime des cas extrêmes?

Ainsi je n'ai nullement peur de vous avoir enlevé votre foi en la médecine; j'ai voulu seulement vous désabuser de ses erreurs, en vous donnant une foi plus robuste encore dans ses nombreuses vérités.

Et de plus, loin de vous en attrister, vous devez au contraire vous réjouir des disputes des médecins; car de toutes ces luttes scientifiques, il en ressort toujours un profit pour la science, et par conséquent pour l'humanité.

Après cette digression toute de circonstance, reprenons le fil de notre exposition doctrinale. J'ai posé comme assise fondamentale, la loi des semblables : parlons maintenant de deux autres lois qui vont compléter et expliquer la première. C'est par la loi d'électivité et la loi de contingence que nous terminerons cette leçon. Dans la prochaine lecture, nous répondrons à toutes les objections faites à l'homœopathie sur le terrain de la loi des semblables.

Quand on veut se donner la peine d'étudier à fond un

médicament, sur l'homme en santé, on ne tarde pas à
s'apercevoir, après maints expériments, que telle substance agit sur différents points de l'économie, sur divers
organes, divers appareils, dans des conditions variables
de dose, de durée, de moment, d'énergie, et suivant
l'âge et le tempérament des individus. Ainsi l'arsenic
exerce une action élective manifeste sur les yeux par
du larmoiement, de la douleur, de la rougeur, etc.,
plutôt la nuit que le jour, le soir que le matin. Il agit
également sur les gencives, les ganglions sous-maxil-
laires et la face en les tuméfiant; sur le nerf trifacial,
qu'il rend douloureux; sur l'estomac, où il provoque
des nausées et des vomissements; sur l'intestin, par
la diarrhée; sur la peau, où il développe des éruptions
multiformes.

Ce sont là des faits incontestables. Ce que j'ai dit des
actions électives de l'arsenic, je pourrais le dire du
mercure, qui est son frère, de l'iode, du quinquina,
de l'aconit, de la belladone, etc., en un mot de la
plupart des substances médicinales.

Nous voici donc en présence de médicaments qui tous
exercent des actions diverses sur des points multiples
de notre machine humaine. Ils ne les exercent pas toutes
en même temps, ni avec la même intensité. Ils révèlent
leur énergie tantôt sur un point, tantôt sur un autre,
tantôt sur plusieurs à la fois; ils ont souvent une préférence pour tel organe, et toutes ces actions réunies
constituent l'histoire du médicament, et cette histoire
n'est autre chose qu'une série d'actions électives. Les
médicaments agissent donc électivement.

Pour généraliser, on peut en faire une loi, à laquelle

on donnera le nom pompeux de loi d'électivité ; c'est
une formule générale qui résume des faits incontestables
et met cette loi à l'abri de toute attaque. Cette dénomi-
nation a même cela de bon, qu'elle ne préjuge en rien
sur le processus intime de l'action des médicaments.

Quand je contemple un arbre, je vois des feuilles qui
poussent ; j'ignore complètement le *modus faciendi*, mais
je n'en constate pas moins le fait. De même, en voyant
opérer un médicament sur l'homme sain, je vois aussi
des feuilles qui poussent, c'est-à-dire des symptômes,
des actions électives diverses se produire. Je ne connais
nullement la nature de ces actions diverses, je ne puis
réellement pas pénétrer le mystère de ces opérations
médicamenteuses ; mais je juge l'arbre à ses fruits, et
cela doit me suffire.

Je sais que l'opium fait dormir, et je défie qu'on explique jamais et comment et pourquoi. Il n'y a que
Molière qui en ait donné la véritable raison : Parce qu'il
fait dormir : *Quia virtutem habet dormitivam.* — Le bon
sens du grand comique avait compris qu'on ne peut pas
expliquer l'action intime des médicaments, et qu'il suffit
de bien la constater. Aussi toutes ces explications ingénieuses qui encombrent nos livres et la pratique, où l'on
fait appel aux humeurs et à la fibre, aux nerfs et jusqu'au
grand sympathique, pour expliquer ce qui est inexpli-
cable, sont toujours dignes du fouet de Molière ; et je
suis sûr que, s'il ressuscitait, il flagellerait encore et de
plus belle.

La loi d'électivité nous amène à une conclusion importante : c'est que, une maladie locale étant donnée, il
faudra, pour la guérir, lui adresser de préférence le

médicament qui exercera une action élective manifeste
sur la partie malade. Ce sera le remède de choix ou
d'élection, ce qui revient à dire : L'élection du remède
est indiquée par son électivité propre.

Ainsi le mercure agit électivement sur la bouche par
le phénomène bien connu de la salivation dite mercurielle ;
donc il faudra dans les maladies de la bouche employer
le mercure, qui a tant de sympathie pour cette région.
Il en est de même pour la belladone dans son action sur
les yeux, et pour les cantharides dans leur action sur
la vessie. Or cette conclusion à priori par la loi d'électivité se trouve largement confirmée par l'expérience
thérapeutique.

Cette loi d'électivité, quoiqu'elle ait été entrevue par
la tradition, et qu'elle repose sur une foule de faits, n'a
jamais été nettement formulée. Elle pourrait l'être comme
le *similia similibus*, par cet axiome : *Electiva electivis
curantur.* Au fond, elle n'est qu'un corollaire de la loi
de similitude, qui la domine et avec laquelle elle se
confond, par la simple raison que le médicament électif
est presque toujours similaire.

J'attache pour mon compte une grande importance
à cette loi, et c'est pour cela que j'ai essayé plusieurs
fois de la mettre en relief, parce qu'elle est souvent un
excellent guide pour arriver à la spécialisation des médicaments. La loi de similitude, comme nous le verrons
plus tard, est sujette à des déviations. Là où elle fait
défaut, reste la loi d'électivité ; et quand ces deux lois
marchent côte à côte, ce qui arrive le plus souvent, elles
se complètent et se confortent mutuellement, et jettent
sur les résultats thérapeutiques une lumineuse évidence.

Il faut estimer d'autant plus la loi d'électivité que c'est
surtout par elle que, dans toute la tradition, on a pu
arriver à une foule d'applications thérapeutiques très-
précieuses, en dehors de la loi des semblables, qui
jusqu'à Hahnemann était restée une lettre morte à peu
près pour tous.

Au point de vue médical, et en partant de la loi
d'électivité, on peut comparer le corps humain à un
grand empire divisé en de nombreux départements.
Le chef de cet empire est un chef électif, et ce chef,
c'est le médecin qui est l'élu du client, roi d'un jour,
trop souvent détrôné, incompris, et parfois très-mal
récompensé. Quoi qu'il en soit, ce chef suprême et
toujours dévoué administre ses états au moyen de nombreux fonctionnaires qu'on appelle médicaments. Quand
tout l'empire est malade, le chef a des remèdes géné-
raux; s'il n'y a qu'un seul ou plusieurs départements
d'affectés, il a recours alors à des remèdes spéciaux,
fonctionnaires de divers ordres; et toute son habileté
consiste à les bien choisir, et à les appliquer en harmonie avec le caractère, les habitudes et le tempérament
de ses sujets. Aussi, quand vous confierez à votre médecin l'administration de votre grand empire et de vos
départements divers, ayez bien soin de lui recommander,
à propos des remèdes, de faire toujours de bonnes
élections.

Une autre conséquence fort importante découle de
la loi d'électivité, c'est qu'un médicament ne s'adresse
pas seulement à une, deux ou trois maladies; mais c'est
qu'il correspond par ses nombreuses électivités à grand
nombre de maladies différentes.

Et c'est là justement ce qui constitue la supériorité de la méthode homœopathique, attendu que les homœopathes, grâce à leurs pathogénésies, ont étudié avec un soin particulier et l'observation la plus attentive toutes les séries d'actions électives de chaque médicament, en suivant tous les appareils, organes, systèmes et départements divers du corps humain.

Si vous me permettiez de comparer chaque médicament à un revolver, comparaison fort juste, puisque tout médicament est une arme entre les mains du médecin, je vous dirais que les allopathes ne se servent en général que d'un très-petit nombre de ces pistolets médicaux, et que pour eux chaque revolver n'est tout au plus armé qu'à cinq ou six coups, tandis que Hahnemann a donné à ses disciples des armes bien plus nombreuses, et qu'avec les revolvers hahnemaniens, tout homœopathe habile peut tirer, rien qu'avec le même instrument, une quantité considérable de coups, et faire face ainsi à un plus grand nombre d'ennemis.

C'est ce qui a arraché à M. Trousseau, cet adversaire illogique de l'homœopathie, un aveu considérable, quand il a dit dans son *Traité de thérapeutique*, à propos des travaux d'expérimentation pure de l'école hahnemanienne : « Tous les médicaments ont été essayés sur l'homme en santé par des médecins qui, se choisissant eux-mêmes pour sujets de leurs expériences, n'ont pas su toujours, il est vrai, éviter les illusions systématiques, mais qui, doués de beaucoup de patience et d'attention, et n'opérant jamais qu'avec des substances simples, ont constitué leur matière médicale pure, d'où sont sorties beaucoup de notions très-précieuses sur les propriétés dynamiques des médicaments, et sur une foule de particularités que nous ignorons trop en France. Cette ignorance, ajoute M. Trousseau, fait que nous ne connaissons des agents thérapeutiques que leurs propriétés générales les plus grossières, et que, en face des maladies qui présentent des nuances si variées d'indication, nous manquons très-souvent de modificateurs appropriés à ces nuances. »

Ainsi parle M. Trousseau en faveur de cette même homœopathie qu'il attaque quelques pages plus loin par les arguments les plus ridicules et les moins scientifiques. Et c'est ce même médecin qui récemment encore, dans un discours prononcé devant les ouvriers de l'association polytechnique[1], a eu le triste courage de mettre les homœopathes au même rang que les rebouteurs et les charlatans.

IV.

Après la loi d'électivité vient la loi de contingence. Ne vous laissez pas effrayer par ce mot un peu philosophique : rien de plus simple. Vous allez le comprendre.

Si vous versez dans un verre une solution de nitrate d'argent sur du sel marin également dissous, vous aurez toujours, nécessairement et fatalement un précipité blanc, cailleboté.

---

[1] *Conférences sur l'empirisme.*

Si vous jetez, d'autre part, dans l'estomac d'un homme bien portant, ou malade, une substance médicinale quelconque, tantôt vous ne constaterez rien, tantôt peu de chose; d'autres fois vous verrez surgir des accidents sérieux, du reste excessivement variables suivant les circonstances et les individus. Par l'opération chimique, le résultat est certain et nécessaire; par l'opération médicale, il est toujours incertain; il n'est que possible, c'est-à-dire contingent. En présence de cette donnée générale, je dis qu'il existe pour les médicaments une loi de contingence. Je n'ai pas inventé les faits, mais j'ai inventé la formule.

Essayons maintenant de pénétrer les raisons ou moments de cette contingence.

Ces raisons sont multiples, et tiennent aux électivités nombreuses des médicaments, à leurs doses et état physique, à la durée d'administration et d'action, à la voie par laquelle on les fait entrer dans l'organisme, ainsi qu'aux constitutions médicales, aux climats et aux altitudes; mais la grande raison de la contingence gît surtout dans l'idiosyncrasie du sujet, qui pèse de tout son poids et par elle-même et par l'âge, le sexe, le tempérament, l'état de santé ou de maladie. C'est cette idiosyncrasie que les homœopathes ont nommée simplement individualité, en convertissant le mot grec en un mot qui est français et beaucoup plus clair.

J'ai déjà résumé les faits d'électivité en vous parlant de la loi qui porte ce nom.

Quant aux doses, on peut dire en général que les accidents ou symptômes des médicaments sont bien différents, suivant que le médicament est donné à dose

toxique, à dose médicinale habituelle, ou à dose infinitésimale. Il y a, par exemple, une différence énorme
entre les symptômes violents, tumultueux et souvent
mortels de l'arsenic administré à dose toxique, et ceux
qu'il peut produire à dose traditionnnelle ou à dose dite
homœopathique.

Même différence entre le médicament administré tous
les jours et pendant un long temps, et celui qui n'aura
été administré qu'en passant.

Il est des médicaments qui, administrés pendant
longtemps, empoisonnent lentement l'organisme, comme
la quinine, l'iode, le mercure, le tabac et une foule
d'autres, et qui développent les maladies les plus variables, ne justifiant que trop les reproches que les homœopathes ont adressés à l'allopathie sous ce rapport,
à raison des doses trop fortes employées.

D'autres médicaments n'ont qu'une action passagère,
comme l'éther, le camphre et beaucoup de substances
végétales dont l'effet, une seule dose étant donnée, ne
va pas au-delà de quelques heures ou de quelques jours;
tandis qu'à côté, surtout parmi les médicaments métalliques, il en est, comme l'arsenic, dont l'action se
prolonge jusqu'à quarante et cinquante jours. Et ce sont
ces faits qui ont poussé beaucoup d'homœopathes à ne
répéter les remèdes dans les maladies chroniques qu'à
de longues distances.

Les médicaments varient encore d'action, suivant la
voie par laquelle on les fait pénétrer dans l'organisme.
Or, il y en a trois principales : le canal intestinal, qui
est muni d'une double porte, puis les voies aériennes
et la peau.

Quelle différence, par exemple, entre le chloroforme absorbé par l'estomac, et le chloroforme absorbé par voie d'inhalation? Le premier est sans danger, et produit peu d'accidents ou symptômes, tandis que le second frappe tout l'organisme de cette insensibilité merveilleuse qu'on utilise tous les jours dans les grandes opérations. Il va plus loin quelquefois, puisque dès la première inhalation il a pu souvent donner la mort.

L'observation a même enseigné que les constitutions médicales étaient aussi un élément de variations pour l'action des médicaments. Les médecins de toutes les écoles ont remarqué depuis longtemps que dans les épidémies de scarlatine, de grippe, de choléra, etc., tel médicament qui dans une épidémie précédente avait donné d'excellents résultats, échouait dans l'épidémie suivante, où tel autre médicament prenait l'avantage.

Il en est de même des climats et des altitudes; et depuis Hippocrate jusqu'à nos temps, il est de tradition scientifique que la thérapeutique du nord n'est pas exactement celle du midi, et que l'homme de la plaine ne peut pas toujours être traité de la même manière que l'homme de la montagne, et qu'il faut compter avec ces différences dans l'administration des médicaments.

Mais la raison suprême de la contingence des médicaments, c'est l'individu même auquel on les administre.

A l'inverse du réactif chimique, dès que le médicament est déposé dans une cornue humaine, il y produit les effets les plus variés et les plus contingents, et ces variations sont toutes personnelles et individuelles.

Il y a contingence pour l'expérimentation sur l'homme sain, aussi bien que pour l'expérimentation sur l'homme

malade; et ces deux voies d'expérimentation en fournissent mille exemples.

Sur le terrain pathologique, à proprement parler, il
n'y a pas de maladies, il n'y a que des individus malades.

Les quelques maladies que nous décrivons dans nos
livres ne sont que des modalités ou des abstractions.
On n'a jamais vu de fluxion de poitrine, ou de choléra ;
on n'a pu voir que des individus qui étaient atteints de
ces maladies

Chaque individu est malade à sa manière, et il n'y a
pas une seule fluxion de poitrine qui soit complètement
identique à une autre pneumonie.

Nous sommes tous impressionnés diversement par la
même maladie. L'histoire de toutes les épidémies est
là pour le constater.

L'humanité n'est qu'un immense clavier sur lequel
la même maladie, parcourant une foule de touches, en
tire les sons les plus variés, quoique assez harmoniques
pour constituer une espèce morbide.

Que la maladie soit naturelle, ou qu'elle soit artificielle, comme celles provoquées par les médicaments,
nous réagissons tous différemment sous son influence.

Nous sommes tous des sensitives à des degrés bien
divers, et cette sensibilité varie depuis la torpidité la
plus accentuée jusqu'à l'impressionnabilité la plus délicate. Nos livres sont pleins de faits à cet égard. On a vu
des individus s'évanouir à l'odeur d'une fleur ; d'autres
prendre subitement des accès d'asthme pour avoir senti
en passant dans l'officine d'un pharmacien un flacon de
poudre d'ipécacuanha. Je connais quelqu'un qui ne peut

pas sentir la moindre odeur de musc, même à une distance éloignée, sans être pris immédiatement d'une extinction de voix.

C'est le cas d'appliquer ici la règle du rudiment : *Tot capita, tot sensus*, que je traduis ainsi : Autant d'individus, autant de sensibilités différentes.

Et c'est là la raison de ce qu'on entend dire tous les jours à une foule de malades souvent provoqués par d'autres à changer de médecin : Je ne veux pas quitter mon docteur, parce que mon docteur connaît mon tempérament. — Cette opinion, essentiellement conservatrice de la clientèle propre à chaque médecin, est réellement fondée sur le grand principe d'individualité ; c'est là toute sa raison d'être.

La scolastique possède depuis Aristote un axiome célèbre qui formule parfaitement la contingence des maladies ou des médicaments : *Quidquid recipitur recipitur ad modum recipientis.* Ce qui veut dire que tout agent est modifié par son récipient ou sujet ; ce qui veut dire d'une autre manière que nous jouissons tous d'une réceptivité propre relativement aux agents morbides ou médicamenteux avec lesquels nous sommes mis en contact.

Et les réceptivités individuelles trouvent encore un élément de variations dans l'âge, le sexe et le tempérament, l'état de santé ou de maladie ; de telle sorte que, en pathologie comme en thérapeutique, soit que nous étudiions la marche de la maladie, soit que nous la combattions par des remèdes appropriés, nous avons toujours à compter avec l'individualité ; chaque nouveau malade est pour le médecin un nouveau problème à étudier dans des éléments excessivement variables, et l'homme de l'art se trouve constamment en présence et de l'imprévu et de l'inconnu.

Telle est, Messieurs, la loi de contingence, et vous voyez qu'elle a sa raison dans les faits.

C'est, au fond, une loi providentielle qui se lie intimement à l'ordre moral de ce monde.

Avez-vous jamais réfléchi à ce qui arriverait si cette loi n'existait pas, ou si, en d'autres termes, les remèdes pouvaient toujours guérir à coup sûr? Déjà l'homme, malgré l'enseignement de la morale, malgré les conseils de la science, s'expose aveuglément, pour satisfaire ses passions, à une foule de maladies souvent incurables; non content des maladies qui viennent le trouver, il va les chercher lui-même. Il s'empoisonne tous les jours avec des liqueurs fortes qui l'abrutissent; il se livre aux excès de la bonne chère, et il boit à longs traits le poison de la volupté, vouant lui-même son corps par avance à toutes les infortunes.

Et que serait-ce, grand Dieu, s'il avait la certitude de guérir, par les remèdes, de toutes les maladies qui sont à cette heure la juste punition de ses excès?

Nous assisterions alors au débordement de mœurs le plus épouvantable, et ce serait le renversement complet de l'ordre moral qui régit ce monde.

Mais heureusement Dieu ne l'a pas permis. Il est le maître de la santé et de la maladie, et il a voulu que l'homme s'inclinât devant son pouvoir suprême. Il a tenu à être seul le dispensateur de toutes les guérisons, en s'associant le médecin comme instrument, et en l'élevant parfois au rôle insigne de ministre de ses grâces.

. Cette doctrine était celle des païens mêmes, puisqu'ils appelaient les médicaments les mains de la Divinité, *manus Dei,* parce qu'ils savaient que la guérison est un bienfait de Dieu.

Et ceci me rappelle une formule magnifique qu'on lit à toutes les pages des ouvrages des médecins musulmans. Le célèbre Avicenne, le plus grand des médecins de l'école arabe, ne manque jamais d'ajouter, après avoir indiqué tel remède dans telle maladie : *Et hoc est bonum, si Deus voluerit* : Et ce remède sera bon, si toutefois Dieu le veut. .

Est-il nécessaire d'ajouter qu'il en est de même dans l'enseignement chrétien? Le père de la chirurgie française, Ambroise Paré, le savait bien, quand il disait : *Je le pansai, Dieu le guarit.*

QUATRIÈME LECTURE

MESSIEURS,

Nous voici arrivés au milieu de notre course, et au-delà, et si nous nous retournons pour mesurer le chemin déjà parcouru, nous verrons que nous avons exposé trois grandes lois, la loi de similitude, la loi d'électivité et la loi de contingence. Ce sont là trois grandes assises pour la pharmacodynamie. Il en manque une quatrième, c'est la loi du dynamisme médicamenteux, qui n'est autre chose que la question des doses infinitésimales. J'ai l'habitude dans mon enseignement de soutenir que les médicaments agissent similairement, électivement, contingemment et à toutes espèces de doses; et pour confier cette thèse à la mémoire de mes élèves, je la mets en formule latine, en leur disant : *Similiter, elective, contingenter et omni dosi.*

Tels sont les quatre principes fondamentaux de la thérapeutique. Ne pas les accepter, c'est se condamner à ne rien comprendre à l'action des médicaments, à marcher à l'aveugle, comme on a presque toujours marché jusqu'à présent.

C'est là ce que j'appelle le *quadrilatère* hahnemanien, et je prétends que tout médecin qui s'enfermera dans ce quadrilatère et qui en étudiera toutes les ressources, occupera réellement une position inexpugnable, et triomphera nécessairement de toutes les attaques et de toutes les erreurs de l'allopathie.

Nous aborderons dans une prochaine et dernière leçon le quatrième fondement de la thérapeutique, c'est-à-dire la question des doses infinitésimales.

Aujourd'hui il s'agit d'enregistrer, d'un côté les aveux favorables que la vérité hahnemanienne a arrachés à ses trop nombreux adversaires, et de répondre de l'autre à toutes les objections faites au principe homœopathique ou loi des semblables ; et c'est pour cela que, dans ma dernière leçon, j'ai traité des deux lois d'électivité et de contingence, qui vont me servir pour l'intelligence plus grande et la défense complète de la loi de similitude. Commençons par les aveux.

I.

Voici d'abord en Allemagne l'illustre Hufeland, premier médecin du roi de Prusse, qui a laissé un nom resté célèbre, et qui fut en même temps l'ami de Hahnemann.

Il avait lui-même reconnu la justesse du principe homœopathique sur le terrain des maladies nerveuses, puisqu'il disait : « La plupart des névroses ne peuvent être efficacement traitées que par l'emploi des subs-

8

tances qui produisent chez l'homme sain des souffrances semblables. »

Et il ajoutait ailleurs en faveur de l'homœopathie : « Cette doctrine fera les praticiens plus attentifs à la séméiologie, trop négligée jusqu'à ce jour; plus attentifs aux règles diététiques. Elle fera cesser la croyance à la nécessité des fortes doses; elle introduira une plus grande simplicité dans les prescriptions; elle conduira à un plus sûr moyen d'essayer les remèdes, et d'arriver à la connaissance de leurs propriétés. J'ai vu souvent, et bien des gens dignes de croyance ont vu fréquemment aussi, l'homœopathie se montrer efficace dans les maladies graves où toutes les autres méthodes avaient échoué. » Et il fallait bien que sur la fin de ses jours Hufeland eût pris une foi robuste dans la doctrine hahnemanienne, puisqu'il choisit lui-même pour son successeur auprès du roi de Prusse le célèbre médecin Stapf, qui était homœopathe.

Une des illustrations médicales de l'Italie, le professeur Brera, s'est exprimé en ces termes sur la valeur de l'homœopathie : « Quoiqu'elle soit décriée par les uns comme bizarre, par les autres comme inutile, et que beaucoup la trouvent absurde, cependant on ne peut méconnaître aujourd'hui qu'elle tient son rang dans le monde savant tout aussi bien que d'autres doctrines. Elle a ses livres, ses journaux, ses chaires, ses hôpitaux, ses cliniques, ses professeurs et son public. Bon gré, mal gré, ses ennemis eux-mêmes doivent l'accueillir dans l'histoire de la médecine; car sa position actuelle le commande. Puisqu'elle a su conquérir elle-même ce rang, on ne peut pas la mépriser, et elle

mérite un examen impartial. Ce qui la rend surtout
digne de considération, c'est qu'elle ne propage pas
d'erreurs directement nuisibles. Malheur au médecin
qui croit qu'il ne pourra pas apprendre demain ce qu'il
ignore aujourd'hui ! N'entendons-nous pas tous les jours
des plaintes sur l'insuffisance et l'incertitude de la médecine? Et ne sont-ce pas précisément les médecins les
plus instruits, ceux qui réussissent le mieux dans la
pratique, qui savent douter de la solidité de leurs connaissances? »

Un autre professeur italien, le docteur Botto, disait
un jour en terminant un discours de rentrée à sa clinique : « A quel résultat final doit parvenir la méthode
hahnemanienne actuellement répandue partout? Je ne
pourrais le déterminer, mais il sera inouï, immense. »

Un professeur anglais de la faculté d'Edimbourg a
dit de l'*Organon* de Hahnemann : « C'est un livre ori-
ginal, intéressant, et qui renferme dans une seule de
ses pages plus de bonnes réflexions que tous les ouvrages de ses adversaires ensemble. »

Rentrons maintenant en France, et arrivons à Montpellier. Un professeur célèbre de cette Faculté, enlevé
trop tôt à la science, Risueno d'Amador, qui y enseignait la thérapeutique, eut le courage d'arborer le
drapeau hahnemanien, et il disait un jour à ses élèves :
« L'homœopathie est une méthode qui surpasse généralement les autres. C'est un chemin plus droit, sur
lequel on marche avec plus de célérité et de sûreté, de
commodité même. Ce chemin n'efface pas les voies anciennes, mais il conduit plus vite et mieux au but. »

Je vous dirai plus tard les persécutions qu'on fit subir

à Risueno d'Amador à propos de ses tendances doctrinales; et c'est à cette occasion que l'illustre Lordat,
qui vit encore, prit sa défense en écrivant la lettre suivante :

« Je n'admets ni ne rejette l'homœopathie. J'en ai entendu porter des jugements si divers, si opposés, que
je dois rester en suspens jusqu'à ce que j'en aie fait un
profond examen, d'autant que cette méthode a le suffrage
d'un de nos maîtres les plus distingués, de M. Risueno
d'Amador.

» C'est vous dire que l'opinion d'un homme de cette
valeur, qui comprend l'art d'une façon si large et si
féconde, est bien digne d'attention, alors surtout que,
sans rien retrancher de la science telle que l'ont faite
les âges, il s'efforce de l'agrandir par des acquisitions
qui lui paraissent profitables. »

De Montpellier passons à Paris. Voici comment M. Andral, professeur à la Faculté de médecine, s'est exprimé
au sujet de l'homœopathie.

« Sans préjuger ici la question que les homœopathes
ont soulevée dans ces derniers temps sur la propriété
qu'auraient les agents curatifs de déterminer dans l'organisme les maladies qu'en allopathie on se propose de
combattre par eux, nous croyons que c'est une vue
qu'appuient quelques faits incontestables, et qui, à
cause des conséquences immenses qui peuvent en ré-
sulter, mérite au moins l'attention des observateurs.
A supposer que Hahnemann soit tombé à cet égard dans
l'exagération si facile aux théoriciens, parmi les faits
nombreux qu'il cite à l'appui de ses opinions, il est
certain qu'il en est quelques-uns qui sont parfaitement

en harmonie avec sa pensée; qu'on répète ces expériences, il est vraisemblable que l'on verra surgir d'autres faits aussi authentiques. Qu'un esprit vigoureux médite ces faits, qu'il les compare après les avoir explorés sous toutes les faces; qui sait les conséquences qui pourront en jaillir? »

Ainsi M. Andral commençait en 1835 à entrevoir et à pressentir l'immense valeur du principe homœopathique. Mais personne dans l'école allopathique n'a écouté cet esprit sagement éclectique, nul n'est descendu sur le terrain de l'observation pour répéter et contrôler Hahnemann, et la majorité ignorante continue à s'en moquer et à en rire.

Le 27 juillet 1847, à la suite d'un examen dans lequel un jeune médecin avait soutenu d'une manière brillante une thèse homœopathique, M. Marchal de Calvi, l'un des examinateurs, professeur agrégé de la Faculté, ne craignit pas de prononcer publiquement ces remarquables paroles : « On ne trouve rien de satisfaisant sous le rapport de la matière médicale dans l'enseignement officiel, sur les spécifiques surtout et sur leur action absolue. Tout ce que nous savons sur ce point, nous le devons aux travaux des homœopathes. Dans ceux des médecins que vous me permettrez d'appeler légitimes, depuis Hippocrate jusqu'à nos jours, on ne trouve absolument rien. »

Le célèbre Broussais, cet homme qui a fait verser dans la palette presque autant de sang qu'il en a coulé sur tous les champs de bataille, avait dès le principe déclaré l'homœopathie indigne de tout examen. Il disait plus tard en 1833 : « Hahnemann a eu beau jeu à critiquer l'ancienne médecine. La plupart des arguments qu'il fait valoir contre elle sont précisément ceux dont nous nous sommes servis pour la combattre... Si la doctrine de Hahnemann nous offre le moyen d'obtenir mieux, nous devons nous faire un devoir de l'étudier et de l'approfondir au lit du malade... Nous avons fait quelques expériences avec la belladone à doses très-exiguës, et plusieurs faits déposent en sa faveur. » — En 1835 on entendit un jour l'illustre professeur s'écrier dans sa chaire : « Je ne connais dans les sciences que l'autorité des faits, et en ce moment j'expérimente l'homœopathie. » Et comme un rire d'incrédulité s'élevait dans l'auditoire, Broussais reprit d'une voix énergique qui ramena la gravité sur toutes les figures : « Oui, j'expérimente l'homœopathie ; car, je le répète, je ne connais que l'autorité des faits. » On sait que depuis lors ce célèbre médecin suivit réellement la méthode thérapeutique hahnemanienne, et que pendant les quatre derniers mois de la maladie qui l'emporta, il se fit traiter par l'homœopathie.

J'arrive maintenant à M. Trousseau : « L'expérience a prouvé, dit-il, qu'une foule de maladies étaient guéries par des agents thérapeutiques qui semblent agir dans le même sens que la cause du mal auquel on les oppose. »

Ce qui veut dire en d'autres termes, pour expliquer ce passage de M. Trousseau, qu'une multitude de maadies sont guéries par des médicaments à action homœopathique.

Il dit ailleurs : « La doctrine homœopathique ne mérite certainement pas le ridicule que les applications

thérapeutiques des homœopathes lui ont valu. Lorsque
Hahnemann émit le principe thérapeutique : *Similia
similibus curantur*, il prouva son dire en l'appuyant sur
des faits empruntés à la pratique des médecins les plus
éclairés. »

Dans notre dernière lecture, j'ai cité un passage de
M. Trousseau, où il rend hommage aux travaux de
l'école hahnemanienne, en affirmant qu'il en est sorti
beaucoup de notions très-précieuses sur les propriétés
spéciales des médicaments et sur une foule de particularités de leur action que nous ignorons trop en France.

Je pourrais produire encore, Messieurs, bien d'autres
aveux[1]; mais il faut être sobre. Et maintenant, après
toutes ces confessions doctrinales, vous seriez peut-être
tentés de croire que l'école allopathique a donné une
attention sérieuse à la doctrine homœopathique. Je vous
affirme qu'il n'en est rien ; ce qui n'a pas empêché ses
adversaires, tout en ne vérifiant pas les moindres éléments du procès, de se poser en juges d'une question
qu'ils ne connaissent pas, et de prononcer contre elle
les verdicts les plus sots et les plus ridicules. L'illustre
Lordat, que je citais il y a un instant, leur a donné une
leçon de réserve dont ils devraient profiter ; mais tous
ces exemples, tombassent-ils de haut, viendront toujours
échouer devant les passions et les préjugés.

Que penser surtout du professeur Trousseau? Et ici,
Messieurs, si d'un côté je ne puis parler du célèbre
professeur qu'avec ce respect et cette estime que commandent sa haute position et sa grande valeur, je vous
demande aussi la permission, dans mon rôle contradic-

V. Lud. de Parseval, loc. cit.

toire, de m'exprimer à son sujet avec une certaine liberté et fermeté, vu l'importance du procès en litige. Vous croiriez peut-être que, après ses aveux solennels[1], le professeur de la Faculté de Paris a tenu compte de la loi homœopathique et des travaux hahnemaniens? Vous vous trompez; pas le moins du monde.

Puisque Hahnemann, d'après M. Trousseau, avait appuyé ses dires sur des faits empruntés à la pratique des médecins les plus éclairés, il fallait vérifier ces faits, et le professeur de thérapeutique ne l'a fait nulle part.

Puisque nous ignorons trop en France une foule de particularités sur l'action des médicaments, dont la connaissance est due à l'école hahnemanienne, il fallait au moins révéler aux médecins français toutes ces particularités. Or, M. Trousseau ignore complètement les

[1] Les aveux favorables à la réforme hahnemanienne faits par M. Trousseau, sont parfaitement résumés dans le passage suivant de la réponse faite aux *Conférences sur l'empirisme*, par un rationaliste docteur en médecine de la Faculté de Paris : « Voilà une réforme qui, d'après MM. Trousseau et Pidoux, correspond à un besoin, à une aspiration, à une nécessité; qui, malgré ses exagérations, a produit les plus grands résultats; régénéré la pharmacologie; constitué la matière médicale pure; fourni des notions précieuses sur les propriétés spéciales des médicaments et sur une foule de particularités de leur action ignorées jusque-là; dégagé un principe enfoui depuis Galien jusqu'à Van Helmont dans les bas-fonds de l'empirisme, l'action spécifique et élective du médicament; démontré expérimentalement l'action du médicament par impression, entrevue par Cullen, méconnue par les Italiens; ramené les médecins à l'étude de la marche naturelle des maladies, négligée, abandonnée depuis Hippocrate; jeté les bases de la thérapeutique générale; accumulé des observations physiologiques et clinique que nul n'a infirmées, et auxquelles on n'a opposé que des arguments et des faits sans valeur suffisante! Voilà une réforme plus profonde, plus radicale, plus logique, plus féconde que les tentatives impuissantes de Brown, de Rasori, de Bichat, de Barthez, de Pinel et de Broussais! Et quand il s'agit de l'apprécier devant les ouvriers de l'association polytechnique, M. Trousseau trouve convenable, en 1862, d'opposer à Hahnemann, l'illustre et pacifique révolutionnaire, à sa doctrine, à ses disciples, la critique vulgaire des esprits forts, les lieux communs faciles sur les doses infinitésimales, qu'il trouvait, en 1858, indignes de sa gravité d'écrivain et de professeur! » (Dr Cretin.)

travaux allemands; et, d'un autre côté, quoiqu'il ait écrit deux énormes volumes sur la thérapeutique, en collaboration avec M. Pidoux, c'est le médecin qui a le moins exploité au profit de la science le fonds social qui nous a été légué par la tradition; c'est le thérapeutiste le moins érudit que je connaisse. Et pourtant, s'il y a une science qui nécessite avant tout de l'érudition, c'est à coup sûr la thérapeutique. Son traité est plein de ces *bavardages*[1] dont parlait autrefois le professeur Venel, de Montpellier, auteur lui-même d'un bon livre de matière médicale; et tous ces bavardages sont noyés dans une phraséologie nuageuse qui prive l'ouvrage de ce cachet scientifique et sérieux qui fait les bons livres.

En vous exposant la loi homœopathique, j'ai essayé de toutes manières de vous faire comprendre sa valeur et son immense portée scientifique. Savez-vous ce qu'en a fait M. Trousseau? Il en a d'abord changé le nom en lui donnant celui de médication substitutive : première faute, car il fallait respecter le nom qui lui avait été donné par son immortel inventeur; outre que par ce changement M. Trousseau a donné une explication grossière de la loi homœopathique, alors qu'il est de toute impossibilité d'expliquer le processus intime des actes médicamenteux.

Le changement de nom opéré, il a placé la médica-

---

[1] *Précis de matière médicale*, Paris, 1787, t. I, p. 302. Deux pages plus loin, Venel critique Boërhaave sur ses nombreuses divisions des altérants, et lui reproche à ce sujet son *pompeux galimatias*. Et ce même *galimatias* se retrouve dans une foule de pages du *Traité de thérapeutique* de MM. Trousseau et Pidoux. Je citerai pour preuve l'introduction et les dissertations sur les médications génériques parsemées dans le cours de l'ouvrage.

tion substitutive à côté de toutes ces médications génériques, dont je ferai justice plus tard, comme les
médications antiphlogistiques, altérantes, reconstituantes,
irritantes, évacuantes, etc., abaissant la loi générale
des médicaments à côté de médications purement hypothétiques et partielles, et réduisant un horizon immense à un point de vue local et rétréci.

Et c'est ce qui fait que vous rencontrez aujourd'hui
parmi les allopathes des médecins, qui disent et écrivent
même qu'ils admettent l'homœopathie comme médication
substitutive.

Toutefois l'homœopathie de M. Trousseau n'est pas
celle de Hahnemann. Cette homœopathie, réduite à
l'action du nitrate d'argent administré en collyre contre
les inflammations de l'œil, ou en lavement contre la
dyssenterie, cette homœopathie n'est pas celle sur
laquelle on a écrit des milliers de livres. Ou M. Trousseau n'a pas compris, ou il n'a pas voulu comprendre.
Au moins quand on combat des adversaires, faudrait-il
les lire et en avoir l'intelligence.

La vérité du principe homœopathique était trop écra-
sante pour la nier. Eh bien, qu'a-t-on fait? On l'a
affublé d'un habit ridicule, on a changé le nom, et au
fond on a supprimé la chose. En somme, ce procédé
a été un véritable escamotage scientifique; et vous voyez
déjà ce que vous devez penser de la bonne foi des adversaires de l'homœopathie.

II.

Après les aveux favorables à la doctrine de Hahnemann, aveux arrachés par la force de la vérité à ses adversaires, arrivons maintenant aux objections qui lui ont été adressées. Mais comme point de départ de toute mon argumentation, je veux avant tout vous faire bien comprendre que l'opposition que l'on fait à l'homœopathie vient surtout de la difficulté de sa démonstration, tant pour la loi des semblables que pour la question des doses infinitésimales.

Cette difficulté dans la matière même laisse assez de place au scepticisme intéressé d'un côté, et de l'autre donne une apparence de faiblesse à la nouvelle réforme thérapeutique, d'autant que beaucoup de disciples de Hahnemann, surtout en France, se sont jetés dans la lice plus d'une fois étourdiment et sans être armés jusqu'aux dents, c'est-à-dire *unguibus et rostro* [1].

Expliquer la résistance par la difficulté même de la démonstration, c'est pour moi la clef de toute la position; et c'est sur cette question qu'on peut seulement comprendre l'inanité des attaques aussi bien que la faiblesse apparente de la défense. Je demande la permission d'être un peu long sur ce point; mais je tâcherai d'être clair.

[1] Ce qui suit est extrait en grande partie de mes *Études sur quelques symptômes de l'arsenic et les eaux minérales arsénifères, pour servir en outre de démonstration aux doses infinitésimales,* Paris, Adrien Delahaye, 1863. J'y ai fait de nombreux emprunts dans le cours de cette discussion.

L'homœopathie n'est qu'une double question de pharmacodynamie : question du mode d'action des médicaments, c'est-à-dire la loi de similitude ; et question
posologique, qui est celle des doses infinitésimales.
Or, pour démontrer l'homœopathie, il faut démontrer :
1° la loi des semblables ; 2° la posologie infinitésimale.

Pour prouver sur le terrain d'un seul médicament la
loi des semblables, il faut premièrement étudier tous
les effets physiologiques de cet agent ; secondement,
vérifier au point de vue similaire toutes les maladies qui
en ressortent, et c'est par la comparaison du fait
physiologique et du fait thérapeutique qu'on arrive à
en conclure à la loi de similitude.

Pour démontrer la posologie infinitésimale, il faut
poursuivre les mêmes expériments et sur l'homme sain
et sur l'homme malade.

Il n'existe, pour tous les médicaments étudiés tant au
point de vue similaire que posologique, que deux procédés de démonstration : l'expérimentation sur l'homme
sain et l'expérimentation sur l'homme malade.

Voulez-vous suivre la voie physiologique, c'est-à-dire
l'expériment sur l'homme sain ? Voici le travail auquel
vous êtes condamné.

Attendu que les médicaments agissent sur tous les
systèmes, organes, appareils, etc., par une foule
d'électivités singulières essentiellement contingentes, en
rapport avec un grand nombre de moments ou circonstances, il faut d'abord constater ces actions pathogénétiques tant dans leur nombre que dans leurs particularités. De plus, polyphénoméniques sur le terrain
physiologique, les mêmes médicaments sont polychrestes

dans leur application thérapeutique, et répondent à une foule d'états pathologiques. Or ce travail de vérification, rien que sur une seule voie et sur un seul médicament, est immense, et à plus forte raison sur les deux voies et sur toutes nos substances médicinales.

Eh bien, maintenant, supposez un médecin placé dans les conditions les plus favorables, à la tête d'un hôpital, entouré d'élèves intelligents et dévoués. J'affirme qu'il lui faudra toute une vie de travail pour constater toutes les actions pathogénétiques et thérapeutiques d'un seul médicament.

Un journaliste distingué de Paris a paru étonné de cette thèse, que j'ai déjà émise ; il n'y a rien cependant de plus vrai. J'ai passé quinze ans de ma vie à vérifier spécialement l'arsenic, et certes je n'ai point la prétention d'avoir tout vu et tout constaté. Tel est le travail rigoureusement obligatoire quand on veut étudier à fond un seul médicament.

Aussi le spirituel rédacteur en chef du *Moniteur des sciences médicales*, en me proposant, il y a quelques années, une société de dix expérimentateurs à l'effet de vérifier les doses infinitésimales sur un certain nombre de médicaments, ne se doutait pas du travail qu'il imposait à ses collaborateurs et à lui-même. J'ai dû charitablement réduire l'expérimentation à l'arsenic seul, ce dont je vous parlerai dans ma prochaine leçon.

Et du reste, la meilleure preuve de toutes les difficultés qui gîsent en la matière, c'est l'histoire même de la thérapeutique. Il y a plus de deux mille ans que nous étudions l'opium, et nous ne le connaissons encore qu'incomplètement. Le soufre est connu de toute antiquité; nous ignorons encore un grand nombre de ses propriétés physiologiques, et nous ne savons pas l'employer dans les maladies aiguës. D'un autre côté, à toutes les pages de notre matière médicale, sur la moindre question, on trouve tout à la fois et des affirmations et des négations contradictoires; et c'est justement là-dessus que s'appuient une foule de médecins pour justifier le scepticisme dont ils font profession en thérapeutique.

Il est facile d'apprendre à un élève, en quelques visites d'hôpital, à reconnaître une variole, une jaunisse, un érysipèle à la face; en une seule autopsie on peut parfaitement le mettre au courant du tubercule et de la caverne pulmonaire. Mais s'agira-t-il, au lieu de l'affirmer, de lui démontrer, par exemple, la guérison des fièvres par l'arsenic et sa raison physiologique, c'est-à-dire la propriété fébrigène de ce médicament? Que de peines et de labeurs! Le temps consacré habituellement aux études du doctorat n'y suffirait pas.

C'est qu'en somme rien n'est plus long et plus difficile que les études thérapeutiques; elles exigent non-seulement un pathologiste consommé, mais encore un thérapeutiste des plus habiles.

Pour bien comprendre tous les faits de pharmacodynamie, il faudrait avoir une notion exacte des conditions d'action des médicaments. Si nous ne pouvons pénétrer leur action intime, du moins est-il possible de saisir plusieurs moments ou circonstances qui ont de l'influence sur cette action. Or, ces moments sont nombreux; et si l'on pense à la multiplicité et à la polyphénoménie des symptômes de chaque médicament, à leur contingence, leur fréquence ou leur rareté ; și l'on tient compte des électivités particulières, des doses, de a durée d'administration et d'action de chaque agent ; si l'on tient compte surtout de l'idiosyncrasie, qui pèse de tout son poids et par elle-même et par l'âge, le sexe, le tempérament, l'état de santé et de maladie ; si même on fait entrer en ligne les constitutions médicales, on comprendra facilement quelles variétés de combinaisons symptomatiques on peut obtenir avec ces facteurs divers qui tous ont leur importance. Il faut prendre aussi en considération la voie par laquelle sont administrés les médicaments. Tous ces éléments multiples dominent les actes médicamenteux ; les négliger, c'est se résoudre à ne jamais comprendre la pharmacodynamie ; et voilà, du reste, en partie la raison du peu de progrès qu'ont fait la matière médicale et la thérapeutique.

Et c'est pour cela que je compare l'ensemble des actions physiologiques et thérapeutiques d'un médicament à ces formules algébriques connues sous le nom de binomes, représentant de nombreux systèmes de combinaisons et de permutations. Au fond, chaque médicament est un véritable polynome ; et quand on s'est moqué des pathogénésies de Hahnemann au point de vue de la multitude des symptômes, on a fait acte d'ignorance, et prouvé qu'on n'avait jamais étudié sérieusement un seul médicament.

Ne nous étonnons donc point des difficultés de la thérapeutique et de la lenteur de ses progrès. Comme les terrains d'alluvion, la thérapeutique ne peut se constituer que par des atterrissements insensibles et journaliers. Chaque individualité, chaque école, chaque siècle viennent y déposer leur apport.

Et maintenant, c'est en m'appuyant sur les difficultés mêmes des démonstrations thérapeutiques que je me retourne contre tous les adversaires de l'homœopathie, et je leur dis : Vous qui combattez la doctrine de Hahnemann, qui n'est autre chose qu'une question de thérapeutique, montrez-moi vos travaux et vos expériences contradictoires. Je n'en connais pas. En 1835, l'Académie de médecine de Paris, consultée par le Gouvernement, repousse l'homœopathie. Je demande pourquoi. La question a-t-elle été vérifiée, examinée, discutée? Je cherche en vain les procès-verbaux d'expérimentation, de vérification et de discussion. Il y a quelques années, la Faculté de médecine de Paris déclare que l'homœopathie n'a pas son assentiment. Je demande pourquoi? Ici encore pas de procès-verbaux, pas de raisons, pas d'expériences, et je suis obligé de répéter le mot parlementaire célèbre : *Rien, rien, rien.*

J'ai causé, en bien des occasions, avec une foule de médecins de tous les pays, et j'ai demandé à ceux qui repoussaient l'homœopathie s'ils l'avaient étudiée, et ils ont été obligés de m'avouer qu'il n'en était rien. Ces singuliers adversaires n'ont pas même lu les livres hahnemaniens; ils n'ont pas la notion exacte de la doctrine, et ils prêtent aux homœopathes une foule d'erreurs que ces derniers ont mille fois combattues.

La question d'homœopathie ne peut se vérifier que par l'observation, et tous ces fameux prôneurs de l'observation exacte ne sont jamais descendus sur ce terrain pour vérifier la valeur de la doctrine. Et pourtant ils veulent poser en juges, et au fond ils ne peuvent poser qu'en ignorants.

Quoi! Messieurs, j'ai passé plusieurs années dans le silence du cabinet et de l'expérimentation à me démontrer à moi-même ce qu'était l'homœopathie sur le terrain d'un seul médicament, pour me faire une conviction scientifique à son égard, et les adversaires de Hahnemann, corps savants ou individus, auront l'audacieuse prétention de juger cette question sans l'avoir étudiée, et sans en connaitre même les premiers éléments!

Et c'est là ce qui m'a fait dire et écrire depuis longtemps : Je ne connais pas en France, et même à l'étranger, un adversaire sérieux de Hahnemann. — J'ai dit encore ailleurs : « Depuis cinquante ans, notre génération médicale s'est illustrée dans les champs de la pathologie et de l'anatomie pathologique; mais parmi toutes les célébrités médicales dont nous sommes fiers à juste titre, je cherche en vain un thérapeutiste, et je n'en trouve pas [1]. »

Et vous comprenez maintenant que, au lieu d'étudier la thérapeutique au point de vue hahnemanien par sa double voie d'expérimentation, ce qui est un véritable casse-tête, comme on l'a dit avec juste raison, il est bien plus facile pour la majorité des médecins de suivre tranquillement le cours de la routine, de saigner et de purger, de donner un antispasmodique quelconque dans les maladies nerveuses, le premier narcotique venu dans les maladies douloureuses, de modifier les prétendues maladies du sang par de prétendus altérants, et d'harmoniser souvent des maladies hypothétiques avec des médications génériques plus hypothétiques en-

[1] *Etudes sur l'action élective de l'aconit.* 1855.

core [1], sans s'inquiéter d'arriver par une observation longue et minutieuse à la spécialisation des médicaments, ce qui est le *summum* de l'art et toute la force de l'homœopathie.

Aussi, tant que la majorité suivra cette ornière, elle marchera souvent de pair avec la religieuse qui soigne les pauvres, et qui a bientôt saisi cette routine ou pratique courante qui la met, dans les maladies communes et faciles à reconnaître, au même niveau que les praticiens les plus vulgaires ou les plus célèbres de l'allopathie.

A cette heure, sur tous les points de l'empire français, les médecins se plaignent de l'exercice illégal de la médecine par les religieuses, les rebouteurs, les sorciers, les charlatans et les somnambules; et ils se forment en associations pour défendre ce qu'ils appellent leurs droits, incontestables du reste, vû le diplôme et la patente. A cette occasion, je me permettrai de leur dire :

[1] Les quatorze médications génériques dont il est question dans le *Traité de thérapeutique* de MM. Trousseau et Pidoux, ne sont qu'un ramassis de médications empruntées à la vieille allopathie galénique, partant tantôt de quelques propriétés physiologiques dominantes, tantôt de pures hypothèses, tantôt de résultats thérapeutiques fort souvent contestables. Ces classifications des opérations médicamenteuses sont complètement artificielles et fausses, par la simple raison que la plupart des médicaments sont tout à la fois reconstituants, astringents, altérants, irritants, antiphlogistiques, évacuants, etc., etc... L'opium, par exemple, peut figurer à bon droit dans presque toutes les médications génériques. Toutes les classifications échoueront toujours devant la multitude des propriétés physiologiques et des applications thérapeutiques, c'est-à-dire devant la *polyphénoménie* et la *polychrestie* de chaque médicament. Elles sont dangereuses, en ce qu'elles ne font considérer qu'une petite face de chaque agent médicateur, qu'elles en donnent une notion non-seulement incomplète, mais le plus souvent fausse; si elles sont utiles à la routine et à la paresse, en permettant de puiser facilement et indifféremment tantôt dans la boîte des antiphlogistiques, tantôt dans celle des antispasmodiques, le premier remède venu, sans règles et sans indications, elles sont nuisibles à la science et à la pratique, en éloignant le médecin de l'étude des nombreuses actions spéciales de chaque médicament, du *quid medicamina per se efficiant* dont a parlé Hahnemann.

— Que ne sortez-vous de cette routine, qui ne vous met que trop au niveau des personnes étrangères à la médecine et se mêlant de la pratiquer? Etudiez la thérapeutique par le procédé hahnemanien, et, je vous l'assure, personne ne pourra vous suivre sur le terrain si difficile de la spécialisation des médicaments. Vous élèverez votre art à sa véritable hauteur, et vous serez moins embarrassés de ces parasites médicaux qui vous sont si importuns. —

III.

Je pourrais, Messieurs, me dispenser de répondre en détail aux objections faites contre l'homœopathie, par la simple raison que je viens d'y répondre plus que suffisamment d'une manière générale. N'est-ce pas avoir donné d'avance la meilleure réponse que l'on puisse faire à des adversaires en matière scientifique, que de leur avoir dit tout simplement : — Vous êtes incompétents; vous n'avez pas même étudié la question !

Toutefois abordons les détails. Je n'irai point chercher les objections dans les bas-fonds de notre littérature médicale. Je veux frapper à la tête, en discutant surtout avec M. Trousseau.

Vu la nature de cet auditoire, et la brièveté du temps consacré à cette lecture, il me sera interdit d'entrer dans de très-grands développements. Je n'en produirai pas moins toutes les objections sérieuses, et chaque objection aura sa solution précise. Je ne parlerai aujourd'hui que des objections faites sur le terrain de la loi des semblables, réservant pour la prochaine leçon celles qui sont relatives à la question des doses infinitésimales.

— Pour Hahnemann, le caractère essentiel du médicament est de posséder une propriété morbifique particulière, et M. Trousseau prétend que c'est là une idée nouvelle. —

Je réponds à cela que, lors même que l'idée serait nouvelle, il faudrait l'accepter si elle était vraie. Mais loin d'être nouvelle, elle est parfaitement fondée en tradition. J'ai déjà dit dans ma première lecture que les anciens avaient forcément confondu sous le nom de φάρμακον et de *medicamentum* l'idée de remède et de poison; que les proverbes mêmes témoignaient de l'antiquité de l'idée pathogénétique : *Ubi virus, ibi virtus.*

J'ajoute que de tout temps on a dit que les médecins étaient des *empoisonneurs*, parce qu'ils se servaient pour remèdes de substances actives dites poisons ; et en réalité ils ne peuvent pas faire autrement, sous peine de faire de la thérapeutique à l'eau de guimauve et au verre d'eau sucrée.

M. Trousseau reconnaît implicitement la tradition sur ce point, puisqu'il avoue que c'est parmi les poisons que la matière médicale choisit ses agents les plus énergiques. Son objection sur l'idée nouvelle de la pathogénécité des médicaments est donc un défaut de logique, et ne fait pas honneur à son érudition.

— M. Trousseau ajoute qu'il est des remèdes qui ne jouissent d'aucune propriété morbifique, et il cite entre autres la rhubarbe. —

Quand on combat un adversaire, la première condition est de le lire. Or, M. Trousseau n'a certainement pas lu Hahnemann; car il aurait vu, à la pathogénésie même de la rhubarbe, bon nombre d'auteurs mentionnés par lui, qui attestent certaines propriétés morbifiques de cette substance constatées aux doses vulgaires. M. Trousseau aurait pu consulter l'article Rhubarbe de l'*Apparatus medicaminum* de Murray, ouvrage qui lui est assez familier. Il y aurait trouvé la plupart des faits invoqués par Hahnemann, qui me paraît les avoir tout simplement puisés dans cet ouvrage. S'il avait lu Murray, il n'aurait point affirmé que la rhubarbe ne donne pas la colique.

Depuis Murray et Hahnemann, il existe d'autres travaux sur ce médicament. Ce sont ceux de Viborg, médecin suédois, et du médecin allemand Schneller, tous deux médecins allopathes. Or, ces travaux prouvent incontestablement les propriétés morbifiques de la rhubarbe. La légèreté scientifique française est souvent mise en défaut par la science d'outre Rhin, et en matière scientifique il est défendu de trancher les questions *à priori* sans les avoir étudiées et vérifiées.

Sans doute, j'accorde que certains médicaments n'accusent pas dans leurs pathogénésies des propriétés très-nombreuses et très-énergiques, et qu'il y a une grande différence entre l'arsenic et l'opium, d'un côté, et la rhubarbe de l'autre. Ceci est reconnu par les homœopathes aussi bien que par leurs adversaires; c'est l'histoire des médicaments forts et actifs, ou héroïques, et celle des médicaments doux et bénins, ou même inertes, comme on le disait autrefois. Mais ces prétendus médicaments inertes ne le sont pas toujours, quand ils sont amenés à un grand état de division; et d'un autre côté, même à dose vulgaire, ils jouissent de propriétés morbifiques positives, quoique peu étendues. Cela suffit pour légitimer sur toute la ligne la définition du médicament par Hahnemann, définition vraie, du reste, pour tous les médicaments actifs, c'est-à-dire les véritables médicaments. J'accorderai bien à M. Trousseau que la guimauve n'est pas un médicament, mais j'exige qu'il me passe la rhubarbe [1].

M. Trousseau est allé plus loin, et dans un passage à propos de l'arsenic, il s'est emporté avec violence contre les homœopathes. Ce passage est toute une objection. Je vais le citer textuellement, pour y répondre ensuite.

« Il ne faut pas donner comme symptômes de l'in-

[1] Pour combattre l'idée fondamentale de la pathogénécité, M. Trousseau admet trois classes de médicaments : une première classe d'agents purement modificateurs, sans propriétés morbifiques; exemple : la rhubarbe. Je viens de démontrer l'erreur du professeur de thérapeutique de Paris.

Une seconde classe d'agents modificateurs à la fois médicaments et poisons; exemple : l'opium. L'auteur distingue ici l'action saine et l'action morbide du médicament; il confond l'action saine ou bienfaisante avec l'action physiologique. Cette page (Introduction, LXI-LXII, édit. 1855), est un type d'amphigouri scientifique.

La troisième classe comprend les médicaments dont aucune des propriétés sur l'homme sain ne peut permettre d'annoncer les effets dans certaines maladies. Exemples : mercure, arsenic et iode.

Il ressort de ces trois classes que M. Trousseau, voulant combattre l'idée fondamentale de la pathogénécité des médicaments, la démontre directement par la seconde et la troisième, et que les faits invoqués par lui pour la première ne sont nullement en sa faveur.

Dans la troisième classe, le professeur nie tout simplement la loi de similitude sur le terrain même des médicaments, où elle éclate avec le plus d'évidence. On croit rêver en entendant dire à M. Trousseau qu'on ne peut pas conclure des propriétés physiologiques du mercure et de l'arsenic à leur application thérapeutique. Il n'y a pourtant qu'à mettre en regard, d'un côté le tableau de leurs propriétés physiologiques, et de l'autre le tableau des maladies guéries par ces mêmes médicaments. Les deux tableaux juxtaposés, veuillez ouvrir les yeux, et voyez. Et pourtant M. Trousseau a reconnu ailleurs (art. *Belladone)* la valeur et l'importance de cette même loi de similitude qu'il vient de nier à propos de médicaments où le rapport similaire est le plus facile à démontrer.

fection arsénicale des accidents tout à fait exceptionnels, et qui sont le résultat du hasard, ou qui surviennent chez des gens doués d'une susceptibilité insolite... Il en est de même de quelques phénomènes qui se sont produits quelquefois pendant l'emploi des préparations arsénicales : ainsi la stupéfaction de tout le système nerveux, le frisson fébrile revenant à des périodes fixes, la paraplégie, la fièvre hectique, les douleurs articulaires, la leucophlegmasie, l'exanthème chronique universel, etc. Nous ne parlerons pas ici des singulières rêveries des homœopathes hypocondriaques, et des innombrables symptômes qu'ils ont découverts à l'arsenic ; nous les laisserons dans les idées qu'ils caressent, et auxquelles ils s'efforcent de croire. »

Ici, Messieurs, je suis obligé d'entrer personnellement en lice avec M. Trousseau, et de vous raconter à ce sujet ma genèse homœopathique.

Après avoir entrevu toute la portée de la loi des semblables, grâce aux *chinois* de Clermont, il s'agissait pour moi de savoir si Hahnemann avait dit vrai en établissant pour chaque médicament ces catalogues d'accidents nombreux qu'ils produisent par eux-mêmes, catalogues qui ont reçu le nom de pathogénésies. Il m'était impossible de les vérifier toutes ; il fallait pourtant, pour former ma conscience à cet égard, savoir à quoi m'en tenir. Je pris l'arsenic de préférence, à raison même du passage de M. Trousseau que je viens de citer. Qui avait dit la vérité, Hahnemann ou M. Trousseau ? Fallait-il passer du côté de Hahnemann, ou rester dans les rangs de la majorité ? Tel était pour moi le problème à résoudre. Je n'hésitai pas à l'étudier à fond,

et je me mis à l'œuvre en fouillant d'abord toute la
tradition à cet égard. Il n'y a pas de livres, de monographies, de mémoires ou de thèses sur l'arsenic, que je
n'aie consultés. Il n'y a pas la moindre observation d'empoisonnement arsénical à tous les degrés que je n'aie
vérifiée. J'ai donné asile dans ma bibliothèque à tout
ce qui a été publié à ce sujet en Europe comme en
Amérique, en France comme en Allemagne, en Angleterre, en Suède, en Russie, en Italie et partout.

Non-seulement j'ai voulu tout lire, mais j'ai voulu
voir et expérimenter par moi-même depuis la dose vulgaire d'arsenic jusqu'à toute espèce de doses infinitésimales; et après ce travail ardu qui remonte bientôt à
quinze ans, et qui dure encore, quelle a été ma stupéfaction quand j'ai vu que Hahnemann, en décrivant
ces nombreux symptômes de l'arsenic, était d'accord
avec toute la tradition, avec un millier d'observations
d'empoisonnements publiées par les toxicologistes, avec
un millier de faits physiologiques publiés par les allopathes eux-mêmes, tandis que je voyais incessamment
ces mêmes faits se reproduire dans mes expériments
personnels. Dès lors je n'hésitai plus : j'étais sûr de
la vérité, je la possédais, il fallait la défendre. Je pris
alors la plume; et ce qu'avait nié M. Trousseau avec
tant d'assurance, j'en ai démontré la valeur dans plusieurs mémoires [1] où j'ai prouvé la réalité des éruptions,

[1] Note sur les toxicophages allemands, ou examen de quelques propriétés de l'arsenic
(*Moniteur des hôpitaux*, 1854).

Note sur quelques nouveaux remèdes contre le choléra (*Moniteur des hôpitaux*,
1854).

Du traitement du choléra par l'ellébore blanc et l'arsenic (*Annales médicales de la
Flandre occidentale*, 1855-56).

des paralysies, des douleurs articulaires, des accidents
fébriles causés par l'arsenic, et d'une foule de symptômes appartenant à ce médicament.

Il résulte même de mes travaux que les nombreux
symptômes développés par l'arsenic sont encore plus
nombreux que ne l'a dit Hahnemann.

Ainsi, Messieurs, la seule fois que M. Trousseau ait
daigné descendre sur le terrain des faits à propos des
médicaments, pour préciser ses attaqùes contre l'homœopathie, c'est sur la question de l'arsenic, et il a
débité à ce sujet, dans l'espace de quelques lignes,
autant d'erreurs que de mots. Au moins, quand on entre
en campagne, faut-il ne pas s'engager à la légère, et
surtout se pourvoir de munitions.

En somme, M. Trousseau a pris à l'égard de l'école
hahnemanienne une attitude grosse d'inconséquences,
et dépourvue de tout caractère sérieux et scientifique.

D'un côté, il reconnaît la loi homœopathique et rend
hommage aux travaux de la nouvelle école; et de
l'autre, il amoindrit et annihile çette même loi. Ces
particularités d'action médicamenteuse, que d'après lui
nous ignorons trop en France, il n'en parle nulle part.
Ces mêmes travaux dont il a fait l'éloge, il les trans-

Histoire des éruptions arsénicales *(Moniteur des hôpitaux,* 1858).

Etudes sur la paralysie arsénicale *(Gazette médicale,* 1858).

Mémoire sur le prurit vulvaire, son traitement par l'arsenic... *(Annales médicales de la Flandre occidentale,* et *Moniteur des hôpitaux,* 1858).

Etudes sur quelques symptômes de l'arsenic et sur les eaux minérales arsénifères,
pour servir en outre de démonstration aux doses infinitésimales. — Paris, Adrien
Delahaye, 1863.

Du traitement du mal de Bright par l'arsenic *(Art médical,* juin 1863).

Epistaxis arsénicale *(Id.,* juin 1864).

Action de l'arsenic sur les parties génitales externes *(Gazette médicale,* 1864).

Mémoire sur l'arsenic fébrigène *(sous presse).*

forme en rêveries d'hypocondriaques, et il finit par placer
les homœopathes sur le même plan que les rebouteurs
et les charlatans[1].

Ici, Messieurs, le défaut de logique et l'ignorance
complète des faits marchent de pair avec la passion.
Et c'est là l'homme qui est à la tête de l'enseignement
thérapeutique en France! Et son ouvrage sur les médicaments est à peu près le seul guide suivi par la majorité! Et vous voyez maintenant quelle est l'autorité sur
laquelle s'appuient le plus souvent les adversaires de
l'homœopathie.

— On a fait encore d'autres objections contre les pathogénésies de Hahnemann, en disant qu'elles se ressem-
blaient toutes; d'où l'on a conclu que ces mêmes pathogénésies étaient sans valeur.—

Je réponds à cela qu'il faut bien se garder de considérer
les pathogénésies hahnemaniennes comme parfaites. Ce
sont des documents précieux, mais incomplets. Les
disciples ont déjà corrigé et complété sur beaucoup de
points l'œuvre du maître. Ces pathogénésies sont comme
un sable aurifère très-riche; au lieu de rejeter ce minerai, il faut le laver et le purifier, et il restera beaucoup d'or[2].

---

[1] Les attaques de M. Trousseau contre l'homœopathie sont une véritable *Histoire
des variations*. Dans un discours prononcé à la rentrée des Facultés en 1842, le professeur s'abandonne aux déclamations et à l'injure. Dans son *Traité de thérapeutique*
en collaboration avec M. Pidoux, il traite plus sérieusement la doctrine de Hahnemann, et fait des aveux considérables en sa faveur (voir page 120 de ces *Lectures*).
Plus tard, en 1862, parlant devant les ouvriers de l'association polytechnique,
M. Trousseau reprend les allures de son discours prononcé vingt ans auparavant. Il
semble qu'il n'ait un peu de sérieux scientifique, de justice et de logique à l'endroit de
l'homœopathie, qu'en compagnie de M. Pidoux.

[2] On s'est aussi beaucoup moqué des douleurs *fouillantes, tenaillantes, pongi-
tives, constrictives, pressives*, etc., expressions fréquentes dans les pathogénésies.

Dire que toutes ces pathogénésies se ressemblent, c'est dire, par exemple, que toutes les maladies aiguës sont les mêmes, parce qu'elles ont une foule de symptômes communs, tels que la fièvre, le mal de tête, la courbature, etc.; c'est dire que toutes les plantes phanérogames sont semblables les unes aux autres, parce que toutes ont des tiges, des feuilles, des enveloppes florales, des étamines et des pistils. Le médecin et le botaniste savent très-bien qu'il existe de véritables caractères pour distinguer les maladies et déterminer les plantes. Il existe aussi des caractéristiques pour les symptômes de chaque médicament. Hahnemann s'est surtout appliqué à les rechercher; ses disciples ont poursuivi ses études, et le temps se chargera de combler les lacunes.

On a dit, d'autre part, que la loi des semblables n'était bien prouvée que pour quelques médicaments et

Mais qu'on examine avec soin les divers caractères de la douleur dans les névralgies, celles de la face en particulier; qu'on interroge les malades, qu'on écrive, pour ainsi dire, sous leur dictée, et l'on verra si la douleur n'a pas toutes ces variétés de forme et bien d'autres encore. Hahnemann a écrit d'après nature : est-ce qu'il faudrait par hasard écrire d'*inspiration*?

Je prie les opposants de lire avec attention le passage suivant de M. Valleix; il n'est pas permis, je crois, de se moquer de cet observateur distingué : « Les uns, dit-il dans la description générale des symptômes de la névralgie faciale, ressentaient une douleur brûlante, une douleur déchirante, perforante, d'arrachement, un sentiment de tension; d'autres comparaient leur douleur à une étincelle électrique, à un tiraillement, à un pincement, etc. Quelques-uns éprouvaient une espèce de frisson borné aux parties malades. » (Valleix, *Traité des névralgies*, p. 34, Paris, 1841). Evidemment encore Hahnemann n'est ni plus ridicule ni plus minutieux que MM. Louis et Valleix; et alors pourquoi lui refuser l'usage du même dictionnaire? (V. mes *Études sur l'action élective de l'aconit...* 1855.)

J'ajoute qu'il y a, dans les pathogénésies de Hahnemann, un grand nombre de symptômes qui paraissent, et sont en même temps inutiles et ridicules. Ils témoignent au moins de la bonne foi et de la rigueur d'expérimentation de l'illustre observateur. Mais faut-il rejeter un minerai précieux, parce qu'il contient des matières impures et sans valeur? A ce titre, il n'y aurait pas de science possible : la science n'est que la distinction perpétuelle de la vérité et de l'erreur, du nécessaire et du superflu.

non pour tous. Je mets en fait que ceux qui ont allégué une telle réduction, n'ont pas étudié un seul médicament au point de vue similaire. J'ai déjà affirmé que la loi des semblables était une loi générale pour tous les médicaments. L'accorder pour quelques médicaments, c'est au fond l'accorder pour tous, par la simple raison que, dès le moment qu'une loi est démontrée dans les sciences d'observation pour un certain ordre de faits, elle existe nécessairement pour tous les faits de même ordre.

On objecte aussi que la loi de similitude est sujette à des déviations. L'école homœopathique est la première à le reconnaître; on peut même soutenir que pour chaque médicament tous les actes thérapeutiques ne sont pas explicables par la loi homœopathique. Quelquefois le médicament agit comme évacuant, d'autres fois comme dérivatif ou révulsif. On obtient même des résultats thérapeutiques évidents et tout à fait inexplicables, et l'on dit alors qu'il y a là une action spécifique [1]. Mais tout en faisant ces concessions par la force même des choses, il n'en est pas moins vrai que pour chaque médicament le plus grand nombre des actes thérapeutiques ressortent de la loi homœopathique, qui est le fait dominant.

[1] J.-P. Tessier admettait que chaque médicament en général était évacuant, altérant, dérivatif, révulsif, homœopathique et spécifique. D'où il établissait six médications principales. Il faut bien reconnaître que la médication homœopathique domine toutes les autres. En nous plaçant à un point de vue plus général, on doit avouer que la thérapeutique de Hahnemann, bien qu'elle soit supérieure à la thérapeutique allopathique, est cependant insuffisante; et qu'il est du devoir du médecin de repousser l'exclusivisme en thérapeutique et d'employer tous les moyens de guérir, même quand ces moyens sont placés en dehors du *similia similibus* et des doses infinitésimales. Cette thèse a été soutenue avec autant de bon sens que de talent par le docteur Perry, dans sa *Lettre sur le progrès en homœopathie.* (V. l'*Art médical*, mai 1856.)

Et c'est en partie en s'appuyant sur ces déviations et ces exceptions qu'il s'était formé, pendant la vie même de Hahnemann, dans le sein de l'école homœopathique, une autre école dite spécificienne, à laquelle s'étaient ralliés beaucoup d'homœopathes allemands.

J'arrive à une dernière objection. On dit aux homœopathes : — Vous ne faites qu'une médecine de symptômes. Pour vous, il n'y a pas de maladies, pas de diagnostic, et vous méprisez la tradition à cet égard. — Il y a du vrai et du faux dans cette objection, et voici comment.

A un point de vue absolu, on peut parfaitement soutenir que les maladies ne nous sont révélées que par leurs symptômes et leur évolution ; qu'il n'y a pas moyen en général de les connaître autrement ; que ce n'est qu'exceptionnellement qu'elles nous sont accusées par leurs causes productrices ; qu'il existe une foule de maladies inconnues non décrites et non classées, surtout parmi les maladies chroniques, et que sur ce terrain les ressources du diagnostic classique nous échappent ; qu'en somme, tout individu est malade à sa manière, et que dans la sphère même des maladies classées et bien déterminées, il faut encore tenir compte dans chaque cas des particularités symptomatiques ; qu'au fond nous sommes toujours guidés par l'ensemble des symptômes, et que c'est cet ensemble qui nous dirige dans l'application du remède similaire. Telle est la théorie hahnemanienne dans tout son exclusivisme ; elle est au fond très-soutenable.

Cependant, il faut l'avouer, Hahnemann a singulièrement exagéré le principe d'individualisation, en négligeant et méprisant pour ainsi dire les ressources du diagnostic sur le terrain des espèces morbides bien définies. Ç'a été une faute de sa part, et hâtons-nous de dire que sur ce point il n'a nullement été suivi par ses disciples. Il suffit d'ouvrir leurs nombreux ouvrages pour se convaincre que les homœopathes sont restés fidèles à la tradition sur le terrain du diagnostic des écoles, tout en tenant compte avant tout et avec raison du grand principe de l'individualisation.

Du reste, je vous abandonne Hahnemann comme pathologiste, mais je le retiens comme le plus grand thérapeutiste qui ait paru depuis deux mille ans[1]. Je suis disposé à le condamner sur plusieurs points de doctrine qu'il est inutile d'aborder ici, comme sa théorie de la psore; et sur ces points divers, la plupart des disciples n'ont point écouté le maître.

Il existe à cette heure, parmi les homœopathes, deux camps bien distincts. Le premier est le camp des homœopathes exagérés, qu'on appelle aussi les homœopathes purs. Ils voient dans la doctrine du maître bien plus qu'une simple méthode thérapeutique. Pour eux, c'est une médecine toute nouvelle appelée à renverser de fond en comble la médecine ancienne. Outre la thérapeutique, il doit y avoir une physiologie et une pathologie homœopathiques. Ces prétentions antiscientifiques n'ont pas peu contribué à arrêter les progrès de l'homœopathie.

L'autre camp est celui des homœopathes éclectiques,

---

[1] La doctrine de Samuel Hahnemann peut se diviser en deux parties, la pathologie et la thérapeutique. Terme pour terme, l'une comprend ses erreurs, l'autre ses vérités... Il y a par conséquent, dans cet ensemble qu'on appelle l'homœopathie, l'hémisphère des erreurs et l'hémisphère des vérités (J.-P. Tessier, *Recherches cliniques sur le traitement de la pneumonie et du choléra par la méthode de Hahnemann.* Paris, 1850).

et c'est le plus nombreux. Ils n'acceptent les travaux du maître que sous bénéfice de contrôle et d'inventaire. Ils repoussent ses erreurs en pathologie, et se rallient seulement aux deux principes fondamentaux de la doctrine, la loi des semblables et la question des doses infinitésimales, tout en rejetant encore à ce sujet des erreurs de détail. J'appartiens pour mon compte à cette fraction éclectique, et je ne défends que l'homœopathie réduite à sa juste valeur.

Ce procédé éclectique est le seul raisonnable; c'est celui que pratique la science depuis l'origine de la médecine. Elle est sans cesse occupée à séparer la vérité de l'erreur. C'est ce travail qui dure depuis deux mille ans, et qui constitue la véritable et légitime tradition.

La tradition médicale, c'est un grand fleuve qui coule depuis son origine hippocratique, marchant à travers les siècles, et recueillant à chaque étape de nombreux affluents. Arrivée au dix-neuvième siècle, elle reçoit un cours d'eau magnifique qui lui apporte aussi du limon et des cailloux. Mais le limon et les cailloux tomberont au fond du lit, dans les couches du *caput mortuum* de toutes les écoles, tandis que les eaux vives, se mariant au grand fleuve, en augmenteront la richesse et la fécondité.

IV.

J'en ai fini avec toutes les objections faites à la loi des semblables. Si vous m'avez bien suivi, vous avez dû comprendre qu'aucune objection sérieuse n'avait été faite contre elle. On aura beau l'amoindrir et la dénaturer, elle n'en restera pas moins, pour tout esprit observateur, le fait dominant de toutes les applications thérapeutiques, et c'est là ce qui fait la force de l'homœopathie.

Toutefois il existe trois raisons principales qui s'opposent au progrès de la doctrine hahnemanienne : la difficulté même de la matière, la routine et la peur. J'ai longuement disserté sur la première raison. Permettez-moi de vous dire un mot des deux autres, en laissant parler ici Zimmermann : « L'aveugle routine, disait, il y a près de cent ans, le célèbre auteur du *Traité de l'expérience,* se fait goûter de la multitude, parce que tous les ignorants l'approuvent, et qu'il n'est que des médecins éclairés qui la condamnent... L'aveugle respect que l'on a pour les anciens usages cause une indolence dans laquelle s'ensevelissent les plus précieux talents, une indolence qui empêche même de penser qu'on peut être dans l'erreur. Si l'homme à préjugés est un homme puissant soit par lui-même, soit par son crédit, quels dommages ne pourra-t-il pas causer?... Cet homme sentira peut-être qu'il a tort ; mais la honte l'arrête, et il ne veut plus devenir apprenti après avoir été maître pendant quarante ans ; semblable en cela aux sauvages de la Louisiane, qui, parvenus à l'âge viril, refusent d'embrasser le christianisme, par la raison qu'ils sont trop âgés pour pratiquer des règles si difficiles.

» En outre, ces préjugés déconcertent la jeunesse. Dans ce trouble général, il est peu de jeunes gens qui

aient assez de forces et de courage pour ranimer leur
ardeur, consacrer le printemps de leurs jours aux veilles
et au travail, désarmer l'ignorance, et briser le sceptre
de la sottise, au risque de leur repos, de leur fortune,
de leur réputation. Ces préjugés s'opposent donc directement au progrès de la médecine. »

Zimmermann dit ailleurs que les médecins des Chirigouans, peuplade sauvage de je ne sais quelle Amérique,
soufflent autour du lit de leurs malades pour en chasser
les maladies ; tout le peuple est persuadé que la médecine consiste dans ce vent, et les docteurs chirigouans
recevraient fort mal quiconque voudrait leur rendre cette
méthode plus difficile. Ils en savent assez, quand ils
savent souffler.

Que si, m'emparant de cette histoire racontée par
Zimmermann, je venais dire à un jeune confrère chiri-
gouan : Mon ami, la médecine ne consiste pas seulement
à souffler autour du lit des malades ; il y a encore autre
chose, l'homœopathie par exemple ; il me répondrait :
— J'ai toujours vu pratiquer la médecine de cette manière,
et c'est ainsi qu'on me l'a enseignée. Que diraient mes
confrères, si je ne soufflais pas comme eux ? Ils me
recevraient fort mal, et peut-être me chasseraient-ils de
leur corporation. Je vois qu'ils ont la confiance du
public en soufflant fort, et je souffle comme eux. Du
reste, on ne peut arriver chez les Chirigouans qu'à force
de souffler. Si je ne le faisais pas, je perdrais la confiance
des Chirigouans ; et ne faut-il pas souffler pour vivre ? —

Hélas ! Messieurs, en médecine nous sommes tous
des *Chirigouans,* et nous ne voulons pas de l'homœopa-
hie et par routine et par peur.

10

Oui, je dis par peur; et si cette peur n'est pas très-honorable, elle est au moins très-légitime. Ecoutez maintenant pourquoi.

L'école homœopathique, dès son aurore, a été attaquée non-seulement par le ridicule, arme toute puissante, mais elle a été aussi persécutée.

Vous vous rappelez que, lorsque Hahnemann se retira à Kœthen, fuyant les persécutions dont il avait été l'objet à Leipzig, les médecins avaient ameuté contre lui la populace, qui s'assembla tumultueusement sous ses fenêtres pour en casser les vitres; c'était le commencement d'une persécution qui ne devait que grandir et arriver à des proportions inouïes. Je veux initier le public qui m'écoute à cette lamentable histoire; car si je ne puis arrêter et briser cette persécution scientifique qui m'est odieuse et qui continue de plus belle, je tiens au moins à la flétrir.

Je ne vous parlerai pas des entraves de toute nature que l'homœopathie a subies hors de France dans le principe, et de la part des Gouvernements, et de la part des Académies et des Facultés. En Allemagne, il s'est trouvé des Gouvernements pour la proscrire d'office, et les Corps savants et enseignants en ont fait tout autant. En Autriche, des élèves ont été expulsés des écoles pour crime d'homœopathie, et l'on faisait même chez eux des visites domiciliaires pour y poursuivre jusqu'à des globules qui étaient la matière du délit. Mais arrivons à la France.

Il y a dans notre patrie, je le reconnais, des aspirations puissantes et généreuses vers la liberté. La médecine est placée elle-même à la tête des arts libéraux, et

pourtant, à cette heure, cet art sublime est représenté
en France par une majorité qui est bien la plus antilibérale qui soit au monde. On dit qu'en 1848 grand
nombre de médecins arrivèrent au Gouvernement et
à nos assemblées politiques. L'histoire raconte même
qu'ils y firent assez triste figure. La société alors
était fort malade, et ils ne surent pas la guérir. Je le
conçois. Comment voulez-vous que des hommes qui
ne comprennent pas la liberté la plus élémentaire, qui
est la liberté scientifique, aient pu comprendre en politique la véritable et sage liberté, remède à toutes nos
plaies sociales? Et vous allez voir comment cette majorité prétendue orthodoxe a entendu la liberté à l'égard
de la doctrine de Hahnemann, qui, en somme, doit être
considérée comme un bienfait pour l'humanité. Entrons
dans les détails.

Déjà en 1835, l'année même de l'arrivée de Hahnemann à Paris, l'Académie, consultée par le Gouvernement, repoussait l'homœopathie sans avoir le moins du
monde examiné et vérifié cette nouvelle doctrine sur
le terrain des faits, seul *criterium* raisonnable.

Et depuis cette époque les disciples de l'illustre médecin allemand ont été pourchassés sur toute la ligne.

On pratiqua d'abord dans les journaux de médecine,
dans les Facultés et aux Académies, la conspiration du
silence le plus complet; et quand on rompait ce silence
calculé, c'était pour livrer la doctrine hahnemanienne
à la dérision et des médecins et du public, avec cet
aplomb et cette superbe professorale dont les docteurs
parisiens ont seuls le secret.

Cependant les homœopathes grandissaient en valeur

et en nombre, et déjà l'abord de toute espèce de place, et comme pratique et comme enseignement, leur était fermé.

Sous le règne de Louis-Philippe, le docteur Léon Simon père, célèbre homœopathe de Paris, avait pu, grâce à une autorisation ministérielle pour son enseignement privé, faire un cours public d'homœopathie. Après 1848, et à cette époque on parlait pourtant beaucoup de liberté, refus d'une nouvelle autorisation sous le ministère Fortoul, et il a fallu l'arrêté ministériel tout récent qui a organisé les lectures publiques, pour que M. L. Simon ait eu la facilité de reprendre son cours. Jusqu'alors ce médecin avait été le seul homœopathe ayant pu enseigner publiquement la doctrine hahnemanienne.

Il existe à côté de la Faculté de Paris une école pratique, c'est là son nom, et tout médecin peut y ouvrir des cours particuliers sur les diverses branches de la médecine. Toute espèce d'enseignement scientifique y est toléré, hormis celui de l'homœopathie, vu l'esprit libéral de la Faculté.

Il y a plus de vingt ans, le célèbre Risueno d'Amador, professeur à la Faculté de Montpellier, une des plus belles intelligences médicales que cette ancienne Ecole ait jamais possédée, est amené à la doctrine de Hahnemann par une étude sérieuse et approfondie. En qualité de professeur de thérapeutique, il veut initier ses élèves à la réforme nouvelle. La Faculté s'en émeut ; et bientôt, malgré les protestations de l'illustre Lordat, il est interdit à d'Amador, par ordre supérieur universitaire, de traiter dans son cours de la doctrine hahnemanienne[1].

---

[1] D'Amador avait été initié à l'homœopathie par le docteur Béchet, d'Avignon, un des disciples les plus distingués de Hahnemann. Le professeur de Montpellier écrivait

Dès l'année 1849, le docteur J.-P. Tessier, médecin des hôpitaux de Paris, introduit dans son service hospitalier la réforme thérapeutique, et, grâce à elle, il y obtient les succès les plus remarquables. Il fonde en 1855 un journal, l'*Art médical*, pour démontrer

alors à son premier maître : « Garrotté par le pouvoir, bâillonné par le Conseil royal de l'instruction publique, je ne puis rien. » D'Amador ajoutait cependant que la cause n'était pas complètement perdue par cette situation : « Car, pourvu que le nom de Hahnemann et le mot homœopathie ne sortent pas de ma bouche, tout est sauf, et je ne me gêne pas pour exposer la doctrine. »

C'est à cette époque que M. Trousseau, dans un discours solennel prononcé à la rentrée de la Faculté (3 novembre 1842), eut le triste courage de jeter l'insulte aux convictions scientifiques de l'illustre professeur de Montpellier. C'est dans ce même discours que le professeur de thérapeutique de Paris confondait la sépia des homœopathes avec l'os de seiche, mêlant ainsi l'absence de toute dignité à l'ignorance profonde des connaissances homœopathiques les plus élémentaires.

MM. Croserio et Léon Simon père répondirent alors au nom de la Société de médecine homœopathique de Paris, au discours de M. Trousseau, dans une *lettre* à Messieurs les membres de la Faculté de médecine (V. *Annales de la médecine homœopathique*, 1843). J'en extrais ce qui suit.

« Après les déclamations contre la doctrine, M. Trousseau en vient aux personnalités. Dans une séance solennelle, il manque aux égards que commande la décence publique, et ose outrager les professeurs qui ont sur l'homœopathie un autre sentiment que le sien. « L'on dira, s'écrie-t-il, qu'il s'est trouvé dans des universités médicales des » professeurs assez oublieux de leur gravité, assez ignorants de la pathologie, pour » parler sérieusement de l'homœopathie telle qu'elle nous est venue de l'Allemagne ; » et l'on se demandera si le siècle de l'homœopathie avait beaucoup à envier à celui » des astrologues, des sorciers, des convulsionnaires, des magnétiseurs. »

» Cette sortie s'adresse évidemment au professeur d'Amador, de Montpellier, qui, le premier dans nos facultés, a porté sur l'homœopathie une appréciation équitable...

» La postérité fera le rapprochement des obstacles qu'ont rencontrés les découvertes des Harvey, des Galilée, des Descartes, des Hahnemann ; elle s'étonnera que, dans un siècle de scepticisme, où la liberté d'examen est partout ailleurs, en science, en morale, en politique, en religion, il y ait eu des Conseils assez ridiculement inspirés pour interdire d'examiner, dans nos chaires françaises, la véritable valeur de l'homœopathie. Alors on signalera avec honneur le nom du professeur intelligent qui, dans la vieille école de Montpellier, a noblement défendu et proclamé la vérité proscrite ; et en même temps on dira qu'il s'est trouvé dans l'Université médicale de Paris des professeurs assez oublieux de leur gravité pour appeler le rire de l'ignorance contre des vérités du plus haut avenir, assez ignorants de la pathologie pour comparer les partisans de la médecine spécifique aux astrologues, aux sorciers, aux convulsionnaires. Il est à croire que le professeur de Montpellier répondrait dignement de sa chaire à vos déclamations ; mais il est arrêté, par-devant la sagesse universitaire, que nos adversaires ont seuls le droit légal de porter la parole. »

et défendre la nouvelle doctrine; il l'adresse à l'Académie de médecine. L'Académie, qui, comme toutes les
compagnies savantes, accepte de fondation toute espèce
de publications, et jusqu'à la plus insignifiante brochure,
repousse l'offre et renvoie le numéro; et pourtant, s'il
existe en France un journal de médecine fort et savamment rédigé, c'est à coup sûr le journal fondé par
J.-P. Tessier.

En même temps, ce médecin distingué et trois de ses
collaborateurs sont expulsés de la Société anatomique
comme auteur de publications homœopathiques; et dans
le même procès-verbal, en date du 4 janvier 1856, on
prononçait aussi l'expulsion contre un autre médecin,
pour un acte flétrissant déjà puni par la justice. Ainsi
d'honorables et savants médecins étaient traités sur le
même pied qu'un confrère condamné en police correc-
tionnelle. Et tout cela se passait, Messieurs, je regrette
de le dire, sous la présence et la présidence d'un homme
recommandable à plus d'un titre, du professeur Cru-
veilhier [1].

---

[1] Déjà en 1846, trois honorables médecins, MM. Giraud, Hureau père et Defert,
avaient été expulsés pour *crime* d'homœopathie de la Société médicale du sixième ar-
rondissement de Paris. On peut lire leur protestation dans le *Journal de la société
hahnemanienne*, année 1846.

Voici encore d'autres faits. En 1837, le docteur La Burthe, chirurgien major au
quatrième régiment des hussards en garnison à Fontainebleau, traite homœopathiquement tous ses malades à son infirmerie, depuis décembre 1834 jusqu'au 30 juin 1837.
Les résultats sont surprenants; le colonel est enchanté, et appuie de son témoignage
la vérité des faits. La Burthe publie son rapport en juillet; un mois après il est con-
gédié.

A Bordeaux, l'administration des hôpitaux signifie au docteur Léon Marchant de
renoncer à la pratique de l'homœopathie dans son service, ou de donner sa démission.
La question, ainsi posée, ne pouvait être tranchée honorablement que par la démission,
qui fut donnée.

Le docteur Chargé *(De l'homœopathie,* Paris, 1864) raconte que dans une mairie

A la même époque, le docteur Milcent, autre colla-
borateur de l'*Art médical*, avait été chargé, lors de la
guerre de Crimée, d'un service hospitalier au Val-de-
Grâce ; il était entré en fonctions depuis cinq semaines,
en même temps que quatre autres médecins non homœopathes. La Faculté de médecine se met en quête auprès
du Ministre de la guerre, administrateur suprême des
hôpitaux militaires. Elle obtient de lui la révocation
du docteur Milcent, et le ministre invite par écrit M. l'In-
tendant militaire Barbier à renoncer au concours de
M. le docteur Milcent, *dont les doctrines*, ajoute-t-il,
n'ont pas le complet assentiment de la Faculté [1]. Et ce
médecin des plus distingués est mis à la porte du Val-
de-Grâce pour cause d'homœopathie, de par M. le
Ministre de la guerre, trompé sur une simple question
de thérapeutique par la Faculté la plus sceptique et la
plus fantaisiste qui existe sous le globe ; Faculté qui met
toute sa gloire en fait de doctrine à n'en avoir et à n'en
formuler aucune, excepté toutefois contre l'homœopathie, qu'elle n'a jamais étudiée.

---

de Paris, M. l'adjoint fait appeler un vieux et honorable praticien, et lui déclare qu'il
sera rayé du nombre des médecins du bureau de bienfaisance, s'il persiste plus longtemps à mettre le pied dans un dispensaire homœopathique du voisinage où il allait
aussi donner des soins gratuits aux pauvres. — Que de hontes et que de crimes à l'endroit de la science et de la liberté !

[1] V. *L'Art médical*, mai 1855. — C'est le cas de répéter ici ce que disait, il y a
plus de vingt ans, un des rédacteurs de la *Gazette des hôpitaux* : « Je suis de ceux
qui professent que l'école ne représente ni un principe, ni une méthode ; je dis de
plus qu'elle n'a pas d'enseignement. Qui dit école, dit dogme ; qui dit enseignement,
dit concordance et homogénéité. A ce point de vue, il n'y a à Paris ni école ni enseignement ; il y a un établissement universitaire, où vingt-six professeurs payés par le
budget, viennent individuellement imposer leurs opinions et leurs doctrines, et où
les élèves se préparent à leurs épreuves en vue de tels et tels examinateurs... Remar-
quez que ce n'est pas une critique que je fais ; *j'expose simplement ce qui est.* »
(*Gazette des hôpitaux*, 31 octobre 1843).

Vous dirai-je encore qu'un élève avait présenté à cette même Faculté une thèse fort bien faite sur les propriétés de la bryone? La thèse fut refusée, par le seul motif qu'elle traitait d'une question homœopathique; et depuis ce temps les élèves, suffisamment avertis, se gardent bien de soutenir des thèses pareilles. Et c'est ainsi que la première Faculté de médecine du monde comprend la liberté et le progrès scientifique[1].

Telles sont les persécutions qui ont pesé sur J.-P. Tessier et sur ses nombreux élèves. Jamais homme ne fut l'objet, de la part de tout le corps médical de Paris, de haines aussi puissantes et de calomnies aussi odieuses. Aussi en est-il mort à la peine, ayant toutefois pour consolation suprême ces croyances toutes chrétiennes, qu'il avait vigoureusement défendues sur le terrain de la médecine. Il avait été un des internes les plus distingués de Dupuytren, et il eut l'honneur d'être consulté plusieurs fois par l'Empereur et l'Impératrice. S'il est mort sans fortune, il n'est pas mort sans gloire. Déjà la postérité a commencé pour lui, et elle dira qu'il fut le plus

---

[1] Cette thèse fut présentée en mars 1848 par le docteur Charles-Michel-Henri Heme, de Vendôme (Loir-et-Cher). J'ai sous les yeux en ce moment le manuscrit, qui m'a été confié par un médecin de Paris. On lit sur la première page et en tête la formule d'acceptation de la thèse par Marjolin comme président; et au-dessous est écrit ce qui suit, à la date du 8 mars : « *Je prie mon cher collègue, M. Marjolin, de vouloir bien engager le candidat à prendre un autre sujet de thèse, si la thèse est en faveur de l'homœopathie, et de ne pas accepter la présidence jusqu'à ce que la Faculté ait examiné. S.* BOUILLAUD. »

Le candidat, bien entendu, prit un autre sujet de thèse : *Des affections vermineuses*, et était reçu docteur dix mois plus tard, le 14 décembre 1848.

A l'époque du refus de la thèse sur les propriétés de la bryone, le professeur Bouillaud arrivait au décanat, et parlait avec emphase devant les élèves et dans les clubs de la liberté, et il n'avait pas honte de violer, au détriment d'un pauvre élève, la liberté la plus simple et la plus élémentaire, je veux dire la liberté scientifique. Quelle comédie!!!

grand compréhenseur médical de notre époque. Avec lui, au grand contentement de ses implacables ennemis, a disparu à Paris le seul service d'hôpital où fût pratiquée l'homœopathie ; et, sans parler du dommage fait à la science, la population pauvre de la capitale est aujourd'hui privée des bénéfices immenses de la nouvelle méthode, et continue à être livrée la plupart du temps au nihilisme thérapeutique et aux expérimentations des fantaisistes.

Voici un trait qui témoigne d'un nouveau genre d'intolérance scientifique. — Il y a plus de dix ans, la Société de médecine des hôpitaux de Paris avait mis au concours une question de pathologie. Un médecin de province envoya un mémoire auquel fut adjugé le prix en comité secret. Mais lorsqu'on eut ouvert, selon les formes académiques, le pli cacheté qui renfermait le nom de l'auteur, on fut très-dépité de voir que le lauréat était un médecin qui venait de publier dans la presse quelques travaux favorables à l'homœopathie. Pour que la Société fût plus sûre des tendances doctrinales du lauréat, on proposa une enquête. Le secrétaire général est chargé d'écrire au directeur de l'école de médecine où le concurrent était lui-même professeur, à l'effet de savoir si l'auteur du mémoire couronné était bien réellement homœopathe, annonçant hautement que dans ce cas la Société de médecine des hôpitaux était bien décidée à refuser le prix accordé.

Le directeur de l'école, je le connais personnellement, et je puis vous assurer que c'est une belle intelligence servie par un noble cœur, le directeur répondit qu'il ne savait pas si le lauréat était allopathe ou homœopathe ;

qu'il ne savait qu'une chose, à savoir que, si la Société
médicale des hôpitaux de Paris avait jugé le concurrent
digne du prix, elle devait le lui accorder[1].

[1] Je puis parler d'autant plus savamment de ce fait *extraordinaire* d'intolérance
scientifique, qu'il m'est personnel.

Le 1er avril 1856, je commençais à faire paraître dans le *Moniteur des hôpitaux*,
mon mémoire sur l'albuminurie puerpérale, où je me déclarais, à propos de cette question, non-seulement lauréat de l'Académie impériale de médecine et de la Société de
médecine de Bordeaux, mais aussi lauréat *in petto* de la Société médicale des hôpitaux
de Paris (novembre 1855). La réponse ne tarda pas à se faire de la part de l'*honorable*
et *honnête Société*.

Cinq jours après (n° du 5 avril), le rédacteur en chef du journal s'exprimait en ces
termes :

« Nous recevons de l'honorable secrétaire de la Société médicale des hôpitaux la
note suivante, que nous nous empressons d'insérer *sans observations quant à aujourd'hui*. « La *Société médicale des hôpitaux* de Paris avait proposé un prix de
» la valeur de mille francs à décerner à l'auteur du meilleur mémoire sur l'*albumi-
» nurie*. Une commission composée de MM. Trousseau, Becquerel, Thirial, Henri
» Roger et Requin (remplacé par M. Legendre), avait été chargée d'examiner trois
» mémoires qui étaient parvenus au secrétaire général. Le rapport sur ces travaux a
» été fait dans la dernière séance, par M. Becquerel. La Société, tout en reconnais-
» sant le mérite et l'importance des mémoires qui lui avaient été adressés, a jugé qu'ils
» ne répondaient pas au but qu'elle s'était proposé ; et en conséquence elle a décidé
» qu'il n'y avait pas lieu à décerner le prix. Les mémoires sur l'albuminurie sont à
» la disposition de leurs auteurs, qui peuvent les faire retirer, chez M. H. Roger,
» secrétaire général, 15, boulevard de la Magdeleine. »

Je demande la permission de raconter un autre fait d'intolérance scientifique qui m'est
aussi personnel, moins le caractère de déshonnêteté qui appartient au premier. Il y a
trois ans, la chaire de thérapeutique de la Faculté de Montpellier était vacante. Je m'y
présentai comme candidat. Sans trop présumer de la valeur de mes titres et travaux
scientifiques, je crois pouvoir dire qu'ils étaient réellement supérieurs à ceux de mes
concurrents, et en particulier à ceux du professeur qui a été nommé à cette chaire.
J'ai été repoussé à l'unanimité, bien entendu, parce que j'étais favorable à l'homœopathie.

Le professeur Jaumes, qui est un des professeurs les plus distingués de cette an-
tique Faculté, fut chargé de faire le rapport sur mes titres et travaux. Mes juges
durent en subir la lecture une heure durant. J'en dois la copie à la bienveillance de
M. le doyen Bérard. Le rapporteur se crut obligé de m'écrire à ce sujet la lettre suivante ; je rends cette lettre publique, parce que, à mes yeux, elle honore singulièrement
l'auteur, et parce qu'elle prouve d'un autre côté jusqu'à quel point les esprits les plus
élevés sont aveuglés sur la question d'homœopathie.

« Montpellier, ce 17 juin.

» Monsieur et honoré collègue,

» La Faculté m'avait désigné pour soutenir votre candidature à la chaire vacante de
matière médicale. J'ai dû, pour remplir ma tâche, prendre une connaissance détaillée
de vos nombreux écrits. Mon rapport, très-étendu, a été religieusement écouté. J'ai

La Société parisienne, société qui renferme pourtant l'élite du corps médical, ne comprit pas ce langage de l'honnêteté que lui tenait la province. Elle préféra commettre dans l'ombre d'un comité secret une infamie scientifique; elle proclama publiquement qu'aucun concurrent n'avait mérité le prix. —

Et tous ces faits isolés, Messieurs, ne sont que le résultat d'un système de persécutions et d'entraves organisé sur une grande échelle. Aujourd'hui, à Paris, l'accès de toute espèce de places est fermé aux homœopathes. Il leur est interdit de se porter candidats à la Faculté et à l'Académie; ils seraient impitoyablement rejetés. Ils sont naturellement exclus de tous les concours[1]. Il y a telle société médicale de Paris qui a formulé

montré les points nombreux qui vous unissent à notre école. Je n'ai pu dissimuler les choses qui nous séparent; mais je ne les ai pas jugées, et j'ai eu soin de reproduire toutes les raisons que vous alléguez en faveur de votre croyance. La Faculté n'a pas voulu que l'homœopathie fût officiellement enseignée en son nom; et, pardonnez ma franchise, mon opinion est qu'elle a bien fait. Toutefois, je regrette infiniment que nous ayons été contraints de nous priver de la collaboration d'un professeur aussi distingué que vous l'êtes. Il m'a semblé que, après le commerce intime que je viens d'avoir avec votre œuvre médicale, je ne pouvais garder le silence vis-à-vis de l'auteur d'une œuvre aussi importante. Quand un homme de votre portée se soumet volontairement à l'épreuve d'où vous sortez, il honore son juge, et celui-ci lui doit compte de ses appréciations. J'ai plaisir à vous communiquer les miennes; car, sans l'homœopathie, vous auriez partout mes suffrages sympathiques. J'avais pour vous beaucoup d'estime; elle s'est accrue depuis que je vous connais mieux.

» Recevez, Monsieur et honoré collègue, l'assurance de mes sentiments les plus distingués.

» JAUMES. »

Je suis heureux de dire publiquement que je conserve pour l'éminent professeur de Montpellier une estime et une reconnaissance profondes. Toutefois je ne crains pas d'ajouter, *salva reverentia,* que mes juges étaient incompétents sur la question d'homœopathie, parce qu'ils l'ignorent complètement. J'ai donc été jugé sans connaissance de cause.

[1] M. le docteur Milcent a dévoilé, dans sa brochure intitulée : *De l'intolérance et de la liberté scientifique dans les concours de médecine* (Paris, 1854), le système d'exclusion pratiqué à l'égard des nombreux élèves de J.-P. Tessier. Je laisse la parole à l'auteur,

dans ses règlements, qu'il était défendu à tout membre
de la Société d'accepter une consultation avec un médecin
homœopathe. *(Société médicale de l'ancien premier ar-*

— Un nouveau chapitre doit être ajouté à l'histoire de cette persécution. Depuis près de sept ans, la liberté scientifique et les droits du concours sont ouvertement violés à l'égard des médecins qui, sans se poser en novateurs, mais en rendant un loyal témoignage à la vérité de la nouvelle méthode, ont concouru pour les hôpitaux et pour l'agrégation à la Faculté de Paris. Elèves des hôpitaux, anciens internes, désignés par la voix publique, par leurs études, par leurs travaux, par la place qu'ils s'étaient acquise parmi leurs confrères, comme devant être un jour admis au nombre des médecins de ces mêmes hôpitaux, ils ont vu, depuis qu'ils ont constaté et reconnu les bienfaits de l'homœopathie, se former contre eux une coalition d'abord tacite, non avouée, puis à ciel ouvert, sans ménagement, sans pudeur. C'est un fait qu'il importe de signaler aussi publiquement que la coalition est notoire. Autrefois c'était un reproche adressé à l'homœopathie que son abstention des luttes publiques. « Pourquoi, disait-on de ses partisans, ne se montrent-ils pas dans les concours? La lice ne leur est pas fermée. On exagère nos préventions. Qu'ils viennent, on les jugera; s'ils en sont dignes, on leur ouvrira la barrière. » Aujourd'hui il n'y a plus de prétexte à cet argument hypocrite. « Quelle que soit, nous dit-on, votre capacité comme médecins; quel que soit votre mérite, quelque honorable que soit votre caractère comme hommes, nous ne voulons pas de vous. Nous vous excluons, parce que vous êtes coupables d'homœopathie. »

Il était nécessaire de protester contre un pareil état de choses, de signaler ces faits qui dénotent une intolérance aussi injuste qu'aveugle; c'est ce que nous avons fait dans la lettre suivante adressée à M. le directeur général de l'assistance publique à Paris.

« Monsieur,

» Depuis bientôt six ans, une véritable coalition formée contre nous, par les médecins des hôpitaux de Paris, nous a poursuivis sans cesse dans tous les concours auxquels nous avons eu l'honneur de nous présenter. Vous en connaissez le prétexte, Monsieur, et vous savez qu'elle a éclaté à propos de l'homœopathie, alors que, grâce à l'hospitalité généreuse de l'administration, et par l'initiative de notre maître, cette méthode thérapeutique nouvelle devint, dans un service de Sainte-Marguerite, l'objet d'une importante vérification.

» Dès ce moment, l'orage soulevé ne tarda pas à retomber sur nous, et une proscription violente nous repoussa systématiquement de tous les concours où nous ne devions plus trouver de juges sincères, mais des adversaires déclarés.

Déjà, en 1850, deux d'entre nous, — plus spécialement menacés dans la sentence publiquement annoncée avant l'ouverture même des épreuves, par un des juges, et au nom de ses collègues, — avaient pris le parti de se retirer du concours qui allait s'ouvrir. Mais, pressés par vos instances, Monsieur le Directeur, et reconnaissants de votre estime, ils consentirent à se présenter encore devant un tribunal qui devait les sacrifier, comme toujours, à la persistance des mêmes passions.

» Il était raisonnable d'espérer que le temps calmerait la violence de ces ressentiments, que la vérité ne tarderait pas à se faire jour à travers les préventions du moment, et, en attendant, que la modération de notre conduite comme la bonne foi de nos témoignages ne manqueraient pas tôt ou tard d'inspirer en notre faveur des

rondissement.) En vain iraient–ils frapper à la porte des journaux allopathiques pour y faire insérer leurs travaux. Cette facilité leur est refusée, et jusqu'à cette heure je

sentiments de tolérance que toute conviction consciencieuse a le droit de revendiquer. C'est dans cette espérance que nous avons continué à nous soumettre sans plainte, chaque année, aux épreuves des concours qui se sont succédé et aux jugements qui les ont suivis.

» Mais cette espérance devait être trompée. Vainement, en effet, des témoignages sans nombre sont venus justifier nos convictions; vainement des faits ont été produits, des documents publiés, tous les éléments enfin d'une vérification rigoureuse livrés au contrôle de la critique; vainement l'administration de l'assistance publique elle-même, dans un esprit de sage indépendance auquel nous ne saurions trop applaudir, a donné le résultat de la statistique homœopathique dans les hôpitaux pendant une période de trois années. La lumière de la vérité, loin de diminuer l'aveuglement de nos adversaires ou l'intolérance de nos juges, n'a eu d'autre résultat que de rendre implacable l'opposition dirigée contre nous.

» Aujourd'hui, cette hostilité systématique est un fait connu de tout le monde : on le déclare, on s'en glorifie, et plus d'une fois on nous en a fait entendre à nous-mêmes l'injustifiable aveu.

» Comment serait-il justifiable, en effet, l'aveu d'une proscription qui repose sur des suspicions de doctrine ou des accusations de tendances, et qui renouvelle à notre égard la mise hors la loi des suspects! Et comment qualifier de telles rigueurs contre nous, lorsque nous avons toujours professé hautement, entre tous, le respect le plus sincère et le plus profond pour le culte des vérités traditionnelles, de même que nous cherchons à utiliser, dans l'intérêt des malades, les progrès des vérités nouvelles!

» Il est affligeant de voir aujourd'hui, en France, au milieu du dix-neuvième siècle, la médecine, seule entre toutes les sciences libérales, donner au monde le triste spectacle de l'intolérance des idées et de la persécution des personnes. Il est affligeant surtout de voir cette persécution exercée par des hommes, éminents d'ailleurs, qui *font eux-mêmes l'aveu de leur ignorance* dans une question d'un si grave intérêt pour l'humanité, et dont ils décident toutefois sans information comme sans appel. Mais c'est là une affaire de conscience dont ils ont seuls la responsabilité.

» Pour nous, nous avons le sentiment d'avoir rempli jusqu'au bout notre devoir envers la science en faisant à la vérité le sacrifice de notre avenir. Maintenant il ne nous reste plus qu'un soin, celui de notre honneur.

» Devant cette opposition sans trêve, il nous devient impossible de nous résigner désormais sans espoir à une exclusion qui ne pourrait manquer de devenir un outrage à notre dignité personnelle. En conséquence, nous nous retirons aujourd'hui de cette lutte inégale; mais en nous retirant, nous déclarons d'une voix unanime :

» Attendu que la coalition dont nous avons à nous plaindre est un fait de notoriété publique;

» Qu'elle constitue un véritable délit contre les principes et les règles fondamentales du concours;

» Qu'elle est une violation des libertés de la science, et qu'elle porte une juste atteinte à notre légitime considération,

» Nous protestons contre ce déni de justice, sous la réserve de tous nos droits.

» Daignez agréer, Monsieur le directeur, l'expression des sentiments respectueux et

suis à peu près le seul médecin favorable aux idées
hahnemaniennes qui ait pu écrire en plein camp allopathique, au grand étonnement des homœopathes,

reconnaissants avec lesquels les soussignés ont l'honneur de se dire vos serviteurs
dévoués.

» F. GABALDA, Jules DAVASSE, CHAMPEAUX, Alph. MILCENT,
» Docteurs en médecine, anciens internes des hôpitaux de Paris.
» Paris, 26 janvier 1854. »

Un journal de médecine a eu le courage d'insérer, avec des réserves et après des
hésitations qu'excusent assez du reste la violence des préjugés et les colères que devait
susciter cette publication, un journal de médecine, disons-nous, a eu le courage
d'insérer la protestation qui précède, c'est le *Moniteur des hôpitaux.* Voici en quels
termes il parle des signataires de cette protestation :

« Les signataires de la lettre et de la protestation ci-annexée étant tous d'*anciens
internes des hôpitaux,* d'anciens collègues dont l'*honorabilité nous est connue,*
nous avons trouvé dans leurs noms une responsabilité suffisante pour que nous n'ayons
pas cru devoir repousser la demande qu'ils nous ont faite de porter devant le souverain
juge, le corps médical tout entier, le conflit dont ils ont été l'occasion. » *(Moniteur
des hôpitaux* du 11 avril 1854.)

Ajoutons qu'un professeur, membre de la Société des hôpitaux, est venu blâmer le
rédacteur en chef d'avoir publié cette protestation dans son journal. Voilà comme ces
Messieurs entendent la liberté scientifique.—

Et moi, je ne puis m'empêcher de m'écrier, en présence de toutes ces turpitudes :
Pauvre médecine ! et surtout : *Pauvres malades !*

Depuis 1854, date de la brochure de M. Milcent, la position n'a pas changé.
L'hostilité n'a fait que grandir. Cette situation devrait bien donner à réfléchir aux
hommes éclairés qui sont à la tête de l'assistance publique. Il ne s'agit pas ici seulement d'une querelle doctrinale entre allopathes et homœopathes; il ne s'agit rien
moins que du public malade. Ce public a-t-il, oui ou non, le droit de profiter des
bienfaits de la méthode thérapeutique hahnemanienne? Faut-il qu'il soit l'éternelle victime de l'*invidia medicorum pessima?* L'administration hospitalière de Paris sait
très-bien par les chiffres qu'elle a publiés officiellement, que la méthode homœopathique est bien supérieure aux autres méthodes de traitement employées jusqu'à ce jour.
Tessier pratiquait l'homœopathie dans son service de l'hôpital Sainte-Marguerite,
tandis que dans les autres salles du même établissement, MM. Valleix et Marrotte
suivaient les errements allopathiques. Ces deux médecins eurent pendant les trois
années 1849, 1850 et 1851, 411 décès sur 3,724 malades, soit 113 pour 1000 ;
tandis que Tessier, durant les mêmes années, n'eut que 399 décès sur 4,663, soit
85 pour 1000. Ces chiffres ont leur éloquence.

Pourquoi l'Administration de l'Assistance publique ne ferait-elle pas une enquête
sérieuse sur les moyennes de mortalité dans les hôpitaux allopathiques et homœopathiques de l'Autriche? La question en vaut bien la peine. Les documents officiels sont
nombreux à cet égard, et sont encore plus favorables à l'homœopathie. J'en donne plus
bas un spécimen à propos de la valeur de l'expectation dans la pneumonie.

et au grand scandale des adversaires de l'homœopathie[1].

Ouvrez nos journaux de médecine, et à chaque page, depuis le *premier Paris* jusqu'au feuilleton ou l'article *Variétés*, vous y trouverez quotidiennement une foule d'histoires inventées à plaisir, un ramassis des objections les plus niaises et des calomnies les plus révoltantes, dirigées contre l'homœopathie et ceux qui la pratiquent.

Oui, Messieurs, en plein dix-neuvième siècle, il y a une fraction notable du corps médical qui, frappée de l'insuffisance et de la nullité des méthodes de guérison employées jusqu'à ce jour, a voulu écouter la voix d'un médecin illustre qui est venu prêcher une réforme immense au profit de l'humanité ; et cette fraction intelligente et laborieuse est l'objet, de la part de la majorité, de la persécution la plus odieuse et la plus imméritée.

Je les connais, ces persécuteurs. Ce sont les mêmes qui ont poursuivi de leur haine jalouse et ignorante Vésale, qui créa l'anatomie moderne ; et Harvey, qui découvrit la circulation. Ce sont encore les mêmes qui ont persécuté Bordeu à Paris, et Fouquet à Montpellier. Ils ont proscrit autrefois l'antimoine, le mercure et le quinquina ; et au lieu d'en appeler à l'expérience, ils préféraient en appeler à la force des parlements.

Et aujourd'hui ils pratiquent le même système à l'égard de l'homœopathie.

Ils n'ont pas étudié la question, et ils veulent se poser en juges éclairés et consciencieux. Ils ont été à bout

---

[1] Qu'il me soit permis, à cette occasion, de féliciter le docteur Jules Guérin, rédacteur en chef de la *Gazette médicale*, de son esprit élevé d'indépendance scientifique, et de le remercier de sa bienveillance à mon égard.

d'arguments sérieux, et ils se sont mis à opprimer. Ils ne pouvaient pas émettre des vérités contradictoires, et ils ont dénaturé et calomnié. Ils n'avaient pas de force scientifique dans l'espèce, et ils en ont appelé au for extérieur. Ils ne sont jamais descendus en rase campagne, mais ils se sont embusqués dans les antichambres du pouvoir, dans les bureaux des administrations, et dans les échoppes des journalistes, pour écraser les homœopathes et empêcher la vérité de se faire jour. C'est à Paris que se trouvent l'âme et le siége de cette guerre implacable; dans ce Paris, le pays des réputations médicales trop souvent surfaites, où se tient un *steeple-chase* effréné autour des clients, et où la liberté scientifique est incessamment sacrifiée au milieu des avidités, des besoins et des compétitions de tout genre.

Oh! que nous sommes heureux, nous médecins, dans notre paisible province, d'être loin du théâtre de cette guerre, et de n'en percevoir que les échos affaiblis! Mais pourquoi faut-il qu'il y ait si peu d'hommes qui aient le culte pur de la vérité, et qui comprennent que le soleil de la liberté doit luire de droit à toute intelligence et à tout labeur? Pourquoi faut-il que la science soit cette femme toujours féconde et en travail, et ne pouvant produire qu'à la condition de douloureux enfantements?

Pour moi, Messieurs, je le dis avec bonheur, j'ai échappé à cette condition générale; et puis-je dire que j'ai enfanté dans la douleur, quand j'ai parlé dans la joie de vos applaudissements? Et d'un autre côté, en venant au milieu de vous, voici que je suis entouré de la plupart de mes confrères. Ils ne partagent certainement pas toutes mes croyances doctrinales; mais ils m'assistent de leurs sympathies, et viennent ici protéger la liberté scientifique de toute leur influence et de toute leur valeur. Je les en remercie. Et vous, Messieurs, je vous invite, en vous retirant, à battre tous des mains en leur honneur. (Applaudissements prolongés.)

CINQUIÈME LECTURE

MESSIEURS,

Nous abordons enfin la fameuse question des globules, ou doses infinitésimales, qu'on appelle encore doses homœopathiques. C'est là une question grosse de scandales et de disputes; c'est là le grand champ de bataille entre les allopathes et les homœopathes. Cette thèse a été même une pomme de discorde pour les disciples de Hahnemann[1]. Elle a été la pierre d'achoppement de la doctrine, et elle en a positivement arrêté les progrès. Ai-je besoin d'ajouter qu'elle a excité le rire universel et dans le public et chez les médecins?

Et parmi ces derniers, il existe un tel préjugé à l'endroit de cette question, qu'un de mes confrères disait récemment, à propos du professeur improvisé d'homœopathie qui a l'honneur de vous parler : — Vous pouvez vous attendre à une chose. Le professeur n'osera pas

---

[1] Tous les homœopathes ont affirmé l'action des doses infinitésimales. Les divisions qui ont surgi au sein de l'école, au sujet de la posologie, n'ont porté que sur les doses massives ou réfractées, auxquelles les partisans des hautes dilutions ont refusé une action thérapeutique. Il faut lire sur cette question G. Schmidt (*Homœopathische Arzneibereitung und Gabengrosse. Wien*, 1846), qui s'est cru obligé de défendre les doses traditionnelles comme thérapeutiques devant les exagérations de Gross, de Rummel et de beaucoup d'autres.

attaquer la thèse des globules ; il a trop de bon sens. Soyez-en sûr, il finira par reculer. — Vous voyez bien que je ne recule pas, puisque je vais entrer en matière.

Un de mes excellents collègues à l'école de médecine me disait à moi-même : — Mon cher, vous aurez tort de toucher à cette question. Mais si vous en parlez au public, croyez-moi, dites-lui au moins qu'il y a un peu d'électricité dans tous ces globules. Sans cela, il ne vous croira pas. —

Messieurs, je ne mettrai pas d'électricité dans les globules, par la simple raison qu'il n'en est pas besoin. Du reste, je n'ai plus d'électricité à ma disposition, attendu que dans mes précédentes leçons je l'ai toute déchargée... contre les adversaires de l'homœopathie.

Je sais en outre que beaucoup de mes auditeurs ont dit : — C'est aux globules que nous attendons le professeur ; nous verrons comment il s'en tirera. —

Eh bien, Messieurs, sur cette question si contestée et si difficile en apparence, et qui est pourtant la question la plus simple du monde, je ne veux faire appel qu'à votre bon sens et à l'exposition des faits ; et, si je ne m'abuse, j'espère m'en tirer à la plus grande gloire de la vérité et à la satisfaction de tous.

Lorsqu'on vient dire à l'Arabe monté sur son chameau qu'il existe une autre manière de voyager, et qu'on lui raconte les merveilles de nos chemins de fer, l'enfant du désert tourne la tête en signe de négation, et il s'éloigne de pitié, en répétant son éternel refrain : — Dieu seul est grand, et Mahomet est son prophète. —

Lorsque Hahnemann est venu parler aux médecins des doses infinitésimales, les médecins se sont mis à rire, et ils se sont aussi éloignés de pitié en suivant leur éternelle routine.

Il faudra bien pourtant qu'un jour l'Arabe monte en chemin de fer. Un jour aussi, tous les médecins administreront des globules; et à la vue des merveilles des doses homœopathiques, ils seront bien obligés de s'écrier : — Dieu seul est grand, et Hahnemann était réellement prophète!

1.

J'aurais pu, Messieurs, m'en tenir aux leçons précédentes, pour exposer et démontrer l'homœopathie. Elle était suffisamment constituée ; je n'avais pas besoin en un sens d'attaquer la question des globules. C'est que l'homœopathie ne consiste nullement dans l'administration des remèdes à doses infinitésimales; elle est toute dans la loi des semblables, toute dans le médicament administré suivant cette loi, n'importe à quelle dose.

Cela est si vrai, que Hahnemann lui-même a pratiqué l'homœopathie pendant plus de quinze ans en se servant des doses traditionnelles, et ce n'est que fort tard qu'il est arrivé par l'expérience à l'emploi des doses infinitésimales. Il y avait été amené par les accidents nombreux et bien connus de tous les médecins que causent les remèdes employés aux doses ordinaires [1] ; et c'est l'ob-

[1] En administrant les doses massives, on ne donne pas toujours le remède de la maladie, et l'on donne souvent la maladie du remède.

servation pure qui lui a démontré qu'on pouvait atténuer le médicament presque jusqu'à l'infini, tout en lui conservant ses vertus curatives. Hahnemann est même allé jusqu'à dire que ces divisions successives développaient dans le remède un pouvoir curatif plus énergique ; d'où il a fait la loi du dynamisme médicamenteux.

L'homœopathie est tellement indépendante de la question des globules, qu'il y a, pour ainsi dire, à cette heure dans l'école hahnemanienne, des homœopathes à toute espèce de doses. Je connais un grand nombre d'homœopathes soit en France, soit à l'étranger, qui ne se servent des médicaments qu'aux doses traditionnelles ou massives. Il en est d'autres qui n'administrent que des doses infinitésimales. D'autres enfin emploient, suivant les cas, tantôt les doses massives, tantôt les doses infinitésimales, et professent qu'on peut administrer les médicaments à toute espèce de doses : *Omni dosi*. J'appartiens à cette dernière catégorie.

Telle est la question. Donc l'homœopathie ne consiste pas exclusivement dans les doses infinitésimales, comme ses adversaires l'ont répété à outrance. Il y a sous ce rapport deux homœopathies, l'une à doses massives, l'autre à doses infinitésimales. Les allopathes auraient dû au moins étudier la première sur le terrain des doses traditionnelles, c'est-à-dire vérifier le Hahnemann des quinze premières années, et ils n'en ont pas pris la peine. Ils ont fait semblant d'étudier la seconde, et ils se sont vite écriés que les globules n'agissaient pas ; et alors ils ont rejeté et la seconde et la première homœopathie, sans distinguer la loi des semblables de la question des doses, et sans s'embarrasser, bien entendu, de la

logique et de l'observation. Tant il est vrai que la passion se garde bien de raisonner et d'examiner ! On a fait
quelques expériences de vérification ridicules dont je ferai
bientôt justice ; et au fond, on a fini par tout nier, et le
principe et les doses. Puis on s'en est pris aux hommes,
et on les a persécutés.

Je vous ai dit dans ma dernière lecture de quel côté
se trouvaient les oppresseurs de la liberté scientifique.
Voyons maintenant de quel côté doivent être les rieurs ;
mais avant d'entrer en matière, permettez-moi de vous
expliquer brièvement la manière de préparer les médicaments en homœopathie, quand on se sert des doses
infinitésimales.

Les atténuations se divisent en dilutions et en triturations, les premières pour les corps solubles, les secondes pour les corps insolubles.

Les dilutions se préparent en prenant une goutte
d'alcoolature, ou de teinture ordinaire de médicament,
qu'on mélange avec cent gouttes d'eau distillée ou d'alcool, en pratiquant de nombreuses succussions. La
première dilution faite, on prend une goutte de cette
première, qu'on mélange avec cent autres gouttes de
véhicule, et ainsi de suite. Les dilutions que l'on veut
conserver se préparent avec de l'alcool pur. On n'emploie que cinq grammes de liquide, ou cent gouttes
pour chaque dilution.

Les triturations se font de la même manière ; mais ici
le véhicule est différent : c'est du sucre de lait. Après
les trois ou quatre premières triturations, on remplace,
si l'on veut, le sucre par l'eau distillée ou l'alcool.

Dans la pratique ordinaire, on ne dépasse guère la

trentième dilution, réservant au traitement des maladies aiguës les troisième, sixième et douzième dilutions, et à celui des maladies chroniques les dix-huitième, vingt-quatrième et trentième. D'autres fois, on aborde des atténuations bien plus élevées, depuis la centième jusqu'à la quinze-centième et bien au-delà.

C'est avec le liquide des dilutions qu'on imbibe des globules de sucre de lait; ils deviennent ainsi le support de la matière médicamenteuse.

On a fait beaucoup de plaisanteries au sujet de l'extrême division des remèdes homœopathiques : c'est le moment de les réduire à leur juste valeur.

« Une goutte d'un médicament en teinture, dit un adversaire de l'homœopathie[1], exigerait toute l'eau de la mer Noire pour être poussée à la onzième dilution. A la vingtième, il faudrait deux cent quarante mille soleils remplis d'eau; et à la trentième, il en faudrait cent billions de fois plus que tous les mondes de la création ne pourraient en contenir. » Et ce médecin de s'écrier : « C'est fabuleux !... c'est incroyable ! »

Il ajoute : « Un plaisant de Paris avait cru faire une bonne charge, en disant que pour prendre un vomitif, il jetterait un grain d'émétique dans la Seine, au-dessus du Pont-Neuf, et qu'il irait ensuite à Rouen prendre un verre d'eau à la rivière. Ce n'est pas à Rouen qu'il faudrait aller pour prendre l'émétique, c'est bien au-delà de l'équateur; c'est à la jonction des deux océans, un pied posé sur le cap de Bonne-Espérance, et l'autre sur

[1] Manec, *Lettres sur l'homœopathie,* 1855.

le cap Horn, qu'il faudrait boire un verre d'eau, si l'on voulait ne prendre le remède qu'à la douzième dilution. »

Cette année-ci même, à la Faculté de médecine de Paris, un jeune professeur agrégé s'écriait, à propos des doses hahnemaniennes, devant les élèves ébahis : — Oui, Messieurs, ces doses sont tellement petites, que je ne puis vous en donner un exemple plus frappant que le suivant : Figurez-vous une sphère immense, ayant la terre pour centre, la distance de la lune à la terre pour rayon; remplissez-la d'eau et d'alcool, mettez-y un grain d'émétique, et vous aurez encore de quoi médicamenter deux fois plus d'habitants qu'il n'y en a à la surface du globe. »

M. Trousseau est allé plus loin en affirmant que, pour la trente-deuxième dilution, la goutte primitive du médicament se trouve répandue dans une quantité de liquide qui serait contenue dans une sphère ayant un diamètre plus grand que la distance de la terre au soleil.

Eh bien, Messieurs, voulez-vous savoir maintenant à quoi se réduisent ces quantités de liquide nécessaires aux dilutions, que l'on a comparées à l'eau de la Seine, de la mer Noire, de l'Océan, et même à l'ensemble incommensurable de tous les mondes ?

Toute l'eau de la mer Noire que l'on dit nécessaire pour faire la onzième dilution, se réduit à un tiers de verre, à 55 grammes d'eau, par la simple raison qu'on n'emploie à chaque dilution que cinq grammes de liquide, comme je viens de vous le faire voir, et par la simple raison encore que 11 fois 5 grammes ne font que 55 grammes.

Ces deux cent quarante mille soleils remplis d'eau qu'il faudrait employer pour la vingtième dilution, se réduisent à 100 grammes d'eau, ce qui ne fait pas même un verre, parce que dans tous les pays éclairés par ces soleils, 5 fois 20 font 100, et pas davantage.

Cette quantité d'eau incommensurable, que l'on a comparée à l'ensemble des mondes, et qui, d'après les adversaires de l'homœopathie, devrait être employée pour arriver à la trentième dilution, savez-vous encore à quoi elle se réduit? A ce verre d'eau, dans lequel j'ai mesuré exactement cent cinquante grammes; et toujours par la même raison arithmétique, parce que 30 fois 5 grammes d'eau employés à chaque dilution, ne donnent que 150 grammes de liquide. Et voilà comment tous ces fleuves, toutes ces mers, tous ces mondes imaginés par les hauts et petits barons de la science, viennent se noyer dans un verre d'eau!

Autre chose est de diviser le médicament dans un verre de liquide par fractionnement successif, autre chose est de le diviser dans des fleuves, des mers, ou le monde entier rempli d'eau.

Et c'est ainsi, Messieurs, qu'on écrit l'histoire... Et tout cela se trouve imprimé dans une foule de brochures antihomœopathiques; tout cela se répète dans les salons, et s'enseigne en pleine Faculté de médecine de Paris. C'est ainsi qu'on trompe la génération médicale sur une question vitale de thérapeutique, et intéressant l'humanité tout entière. Et sur ce point, les adversaires de l'homœopathie ne peuvent échapper au reproche d'ignorance ou de mauvaise foi. Aujourd'hui comme hier, les médecins n'ont pas le droit d'ignorer les règles de l'arithmétique, aussi bien que les règles de la morale la plus vulgaire.

Cet incident vidé, poursuivons notre chemin, et je dis : Si le globule n'existait pas, il faudrait l'inventer. Voici pourquoi.

Est-il vrai, oui ou non, que la matière soit divisible à l'infini? C'est une thèse de nos livres de physique. Les exemples y foisonnent. Je ne citerai que le fait banal de ce grain de musc qui reste en équilibre sur une balance, pendant nombre d'années, dans une chambre où l'air se renouvelle sans cesse, et qui ne perd nullement de son poids, après avoir jeté toutefois dans l'espace des myriades de molécules odorantes dont le nombre échappe à tout calcul.

Est-il vrai, oui ou non, que cette matière divisée à l'infini est essentiellement active? J'en appelle encore à ce grain de musc, puisqu'il agit énergiquement sur notre odorat par des dilutions atmosphériques mille fois supérieures aux dilutions homœopathiques les plus élevées. J'en appelle surtout à ce monde inconnu et invisible, où l'œil ne peut pénétrer qu'à l'aide d'instruments puissants, et où la main de Dieu s'est jouée dans la matière à doses infinitésimales; je veux parler des animalcules microscopiques et des innombrables créatures du microcosme [1],

[1] Nous détachons d'une note de M. Gaudin, présentée à l'Académie des sciences sous le titre de *Morphogénie moléculaire,* les lignes suivantes :

« On ne s'est jamais bien figuré la prodigieuse ténuité des molécules. En prenant pour point de départ l'organisation des infusoires les plus minimes, qui ne dépassent pas un millième de millimètre de diamètre, et qui cependant se meuvent avec la plus grande agilité, on est forcé d'admettre qu'ils possèdent des appareils de locomotion servis par des muscles et des nerfs, des membranes, des vaisseaux de nutrition et de circulation, des centres nerveux et formés de molécules organiques de nature gélati-

de tous ces phénomènes physiques et chimiques dus aux forces moléculaires, depuis l'herbe qui pousse jusqu'au charbon qui se forme dans les entrailles de la terre.

Est-il vrai, oui ou non, qu'il y a un point où toute matière cesse, et où elle est remplacée par des agents impondérables qui prouvent à eux seuls que l'activité est en raison inverse de la matière elle-même? Tous, vous connaissez ces agents qu'on appelle lumière, chaleur, électricité; et leurs applications merveilleuses sont devenues pour vous chose vulgaire par la photographie et la télégraphie moderne.

Donc, puisque la matière est divisible à l'infini; puisque, ainsi divisée, elle est essentiellement active; puisque là où elle disparaît, elle est remplacée par des agents d'une activité prodigieuse, l'homme de bon sens ne doit nullement repousser cette thèse, à savoir que les médicaments, qui sont aussi matière, peuvent être divisibles à l'infini, et être encore actifs dans leurs

neuse, albumineuse, fibrineuse, etc., très-compliqués, qui ne peuvent pas être en nombre moindre de quatre ou cinq mille, suivant un même alignement figuré dans un sens diamétral. Ce nombre peut être beaucoup plus grand, mais ne saurait être moindre. Dans ce cas, on est amené à conclure que le plus petit cristal cubique, d'un millième de millimètre de côté, à peine visible au microscope comme l'infusoire lui-même, renferme cependant *plus de cent milliards de molécules,* rangées avec une parfaite symétrie, en raison de leur forme géométrique, qui se trouva dessinée par les lignes idéales joignant les atomes dans leur position moyenne d'oscillation perpétuelle. »

Or, si ce nombre existe dans un cube de 1 millième de diamètre, un cube de 1 millimètre, qui représente environ 1 grain de substance, c'est-à-dire le point de départ des dilutions homœopathiques (pour les substances les plus pesantes), représentera une somme de molécules un million de fois plus forte, et exprimée par ce chiffre 10,00,00,00,00,00,00,00,00. Tel est aussi le nombre qui correspond à la neuvième dilution, de sorte que nous pouvons affirmer que la présence du médicament en substance est possible au moins jusqu'à la neuvième dilution. Voilà donc un grand pas de fait; et les esprits pratiques, qui ne veulent céder qu'aux démonstrations mathématiques, pourront, sans crainte de se déshonorer, croire aux effets de nos remèdes. (Ozanam, *Art médical,* avril 1865.)

atténuations successives ; et loin de s'en étonner, il doit forcément prévoir *à priori* qu'il ne peut pas en être autrement.

Donc, si les doses infinitésimales n'existaient pas en médecine, il faudrait les inventer. Tous les faits de la nature matérielle nous y conduisent nécessairement ; et je ne m'étonne que d'une chose, c'est que Hahnemann ait eu besoin de l'expérience pour arriver à cette vérité : il devait y arriver par induction. Et je suis surpris encore que tous les médecins qui l'ont précédé n'aient pas été amenés plus tôt à une découverte aussi simple par la seule voie de l'*à priori*. Tant il est vrai que cette thèse est une question toute de bon sens scientifique.

Je ne veux pas seulement vous faire prévoir la réalité d'action des doses infinitésimales ; je veux pour ainsi dire vous la faire voir et toucher au doigt. C'est pourquoi du terrain des sciences physiques je passe immédiatement au terrain médical proprement dit.

Il faut que les médecins soient bien aveugles pour refuser leurs yeux à la lumière qui éclate de toutes parts sur cette question dans les diverses branches de leur science. Avant d'aborder la thérapeutique, voyons ce que nous enseignent à ce sujet la physiologie et la pathologie.

Spallanzani fécondait des œufs de grenouille avec de la semence à la troisième dilution. Et à côté de ces expériences bien connues et souvent répétées, nous voyons tous les jours en physiologie végétale, s'opérer des fécondations à de grandes distances par le pollen dissous dans l'air à dose infinitésimale, et c'est à ce procédé

naturel que nous devons les hybridations les plus cu-
rieuses et les plus variées.

Les globules du sang de l'homme ont un cent-cin-
quantième de millimètre de diamètre. Ils contiennent
tous du fer, et l'on a calculé qu'il en existait six grammes
environ dans la masse du liquide sanguin.

On a calculé encore qu'il y a près d'un million de
globules dans une seule goutte de sang. Ces six grammes
de fer sont donc divisés entre plusieurs milliards de globules, et pourtant la dose infinitésimale de fer afférent
à chaque globule, a une action positive sur l'organisme.

En pathologie, les faits d'action à doses infinitésimales
fourmillent ; ici nous n'avons que l'embarras du choix.

Il existe une foule de maladies produites par des agents
morbides tantôt impondérables, insaisissables à l'analyse, tantôt à doses réellement infinitésimales.

Voyez les fièvres intermittentes paludéennes. Qui a pu
peser et analyser ce miasme des marais qui va empoisonner et tuer l'organisme en quelques heures ?

Et dans toutes ces fièvres graves, comme la scarlatine,
la variole, la fièvre typhoïde, la peste, le choléra, la
fièvre jaune, et tant d'autres maladies provoquées par
des contagiums insaisissables, invisibles, et pourtant trop
réels, n'a-t-on pas un exemple frappant et quotidien
d'agents morbides développant des effets terribles, quoiqu'ils n'opèrent qu'à des doses positivement infinitésimales ?

Que n'a-t-on pas dit sur les virus et les venins ? Voici
le virus-vaccin : il suffit d'une gouttelette inoculée sous
la peau pour produire une fièvre et une éruption vaccinale

souvent intenses, et pour préserver ordinairement pendant toute la vie de la petite vérole. Quel pouvoir prodigieux obtenu par une aussi faible dose !

A cette heure on doit vacciner encore avec du virus primitif donné par Jenner. Ce virus a été transporté de bras à bras sur des millions d'hommes. Cette première gouttelette d'origine jennérienne a été diluée à l'infini par ces transmissions successives d'organisme à organisme, et la dernière dose infinitésimale de ce virus jennérien est encore préservatrice. Il suffira d'une quantité presque infinitésimale de virus syphilitique pour infecter l'organisme une vie entière ; et chaque année une simple piqûre anatomique, inoculant la matière septique des cadavres, ne fait que des victimes trop nombreuses dans les rangs de la jeunesse médicale de nos écoles.

Une petite mouche peut venir vous piquer et vous donner le charbon, maladie affreuse et rapidement mortelle. En outre, l'histoire des venins est pleine de ces faits terribles où l'on voit les accidents les plus graves dus aux plus petites doses de la matière venimeuse.

Et vraiment, en présence de tous ces faits si connus et si vulgaires, est-il possible que les adversaires de l'homœopathie s'obstinent à nier l'action des doses infinitésimales sur le terrain des médicaments, alors que cette action est évidente sur le terrain des miasmes, des contagiums, des virus et des venins, tous agents morbides dont quelques-uns sont de véritables médicaments, et qui pourraient tous au besoin le devenir, s'ils pouvaient être expérimentés ?

Mais hâtons-nous d'arriver à la thérapeutique, et d'aborder les médicaments proprement dits. C'est là le

véritable champ de bataille ; j'y descends résolument.
N'ayez pas peur, la victoire est à nous !

II.

Lorsque j'étais à la recherche d'une thérapeutique
meilleure que celle qui est enseignée dans les écoles,
j'avais déjà entrevu et compris toute la valeur de la loi
homœopathique, que je ne croyais pas encore aux
doses infinitésimales, et je les tenais en suspicion.

Toutefois je me disais : — Ces doses si extraordinaires
sont affirmées par huit ou dix mille médecins devenus
disciples de Hahnemann. Il n'en est pas un seul qui ait
nié leur action, même parmi ceux qui se servent de
préférence des doses traditionnelles ou quasi massives.
Ils les expérimentent tous les jours. — Et après tout, me
disais-je encore, les homœopathes ont tout autant de
science, de conscience et d'honorabilité que leurs adversaires. Pourquoi ne les croirais-je pas sur la question des
doses ? Je me mis à l'œuvre, et au bout de quelques
années d'expérimentation, j'étais sûr de la vérité sur ce
point, et je prenais la plume pour l'établir et la défendre.

C'est qu'en effet, Messieurs, il y a là-dessous un
argument moral, tout-puissant et irrésistible. Je vois
des homœopathes de toutes les nations affirmer les doses
infinitésimales. Je vois là des notabilités considérables
et des travaux d'une grande valeur. La plupart de ces
médecins ont passé des rangs de l'allopathie dans les
rangs hahnemaniens ; beaucoup n'ont pas craint de com-

promettre leur avenir et d'affronter la persécution pour soutenir cette doctrine. Leurs expériments ne sont pas des expériences passagères et illusoires ; ce sont des vérifications quotidiennes et sérieuses. Je connais tous leurs travaux, je puis en parler savamment, et j'ai déjà dit que les homœopathes avaient fait faire à la thérapeutique plus de progrès dans ces cinquante dernières années qu'elle n'en avait fait depuis Hippocrate.

Donc, pour tout homme sensé, cette affirmation unanime, universelle, en faveur des doses infinitésimales, de la part de plusieurs milliers de médecins et dans de telles conditions, est la preuve la plus forte que l'on puisse réellement donner en faveur de l'homœopathie sur le terrain des globules. La repousser, c'est anéantir toute certitude morale.

Cet argument est la seule réponse que je daignerai faire à ces viles injures adressées tous les jours aux disciples de Hahnemann, et dans les académies, et dans les journaux, et dans les livres des allopathes. On parle de charlatans ! mais il y en a dans toutes les écoles, et de tout temps les écoles rivales se sont jeté pareilles injures à la figure. La médecine devrait être une école de respect ; on l'oublie trop aujourd'hui. Laissons de grâce les charlatans déshonorer un sacerdoce dont ils sont indignes, et que les prêtres véritables consolent la science de toutes ces défaillances par la noblesse de leur caractère et la fécondité de leurs travaux !

Les allopathes qui n'injurient pas, ont coutume d'opposer aux expériments cliniques sur les médicaments à dose infinitésimale trois fins de non-recevoir : la solution naturelle, la coïncidence et l'expectation. Ce sont les trois arguments favoris des sceptiques contre tout résultat thérapeutique, n'importe à quelles doses.

Les homœopathes affirment-ils avoir guéri dans le cas de maladie aiguë ou chronique? On explique leurs succès par la solution naturelle ou l'expectation [1]. Apportent-ils

[1] Cette théorie de l'expectation a fait faire dans ces derniers temps, aux adversaires de l'homœopathie une bien malheureuse campagne sur le terrain de la pneumonie. Depuis Hippocrate jusqu'à l'an de grâce 1850, on avait toujours dit et enseigné que la fluxion de poitrine était une maladie dangereuse, nécessitant l'intervention de l'art. Mais en présence des succès incontestables de l'homœopathie dans le traitement de cette maladie, ses adversaires n'ont pas craint de renverser les croyances traditionnelles, et de soutenir que la pneumonie sans traitement guérissait mieux que par les méthodes en vigueur. Tout le secret des succès homœopathiques gisait dans l'expectation, vu l'inactivité *bien prouvée* des fameux globules.

En présence des insuccès allopathiques, avec une moyenne de mortalité de trente pour cent environ, il fallait bien trouver par-devant le public une explication des succès de l'école de Hahnemann, dont on ne pouvait nier l'évidence. Déjà les statistiques étrangères de l'expectation dans la pneumonie fournies par Schmidt, Bordes, Dietl et Bennett, promettaient une mortalité moyenne de douze pour cent, et l'on chantait victoire. Mais voici que les nouveaux chiffres de Dietl (20 0|0), et de Brandes (31 0|0), font remonter cette moyenne consolante à près de 18 0|0.

Voici encore que le *Bulletin de la Société des hôpitaux de Paris* publiait au commencement de 1863 un chiffre de 61 morts sur 140 cas de pneumonie, plus de 43 0|0. C'est le chiffre le plus élevé qui ait été jamais atteint dans les statistiques allopathiques de la pneumonie. En ajoutant ce nouveau chiffre aux statistiques déjà connues de Guéneau de Mussy, Laënnec, Reid, Chomel, Louis, Bouillaud, etc., dont la moyenne est de 30 0|0, cette nouvelle moyenne monte jusqu'à 38. Tels sont les beaux résultats obtenus par les prôneurs de l'expectation : *Habemus confitentes reos!*

Grâce à la méthode homœopathique, J.-P. Tessier n'était arrivé qu'à une mortalité de 3 0|0.

J'ai sous les yeux les statistiques officielles des hôpitaux homœopathiques d'Autriche (Gumpendorf, Linz et Kremsier), comprenant treize années pour le premier hôpital, dix pour le second, et quatre pour le troisième, et basées sur un chiffre total de 737 malades. La moyenne générale de mortalité chez les pneumoniques n'a été pour ces trois hôpitaux que de six à sept pour cent. (*OEsterr. Zeitschrift für Homœopathie. Wien,* 1844-49.) Quel est le médecin qui, après avoir pratiqué l'allopathie, est entré dans la réforme hahnemanienne, la majorité des homœopathes en est là, et qui n'a pas constaté l'énorme différence qui existe entre les deux méthodes sur le terrain de la pneumonie, sans parler d'autres maladies?

En résumé, par les traitements allopathiques on perd près d'un tiers des malades ; par l'expectation, près d'un cinquième ; et par la méthode hahnemanienne, seulement un quinzième environ. Il faut bien que les globules aient encore quelque vertu pour amener une telle différence de chiffres; il faut bien qu'il y ait là autre chose que de l'expectation.

Les adversaires de l'homœopathie ont eu assez d'influence à l'Académie de médecine

des faits qu'il soit difficile de réfuter? On invoque la
coïncidence, et en somme c'est toujours la nature qui
a guéri pendant et non par leurs remèdes. Le globule est
une chimère; et si on accorde encore aux homœopathes quelque conscience et quelque honorabilité; si on
ne les traite pas de vils charlatans, ce sont au moins
des gens vivant d'imagination, des illuminés, ou des
rêveurs hypocondriaques, comme l'a dit M. le professeur
Trousseau.

Si la science sérieuse a le droit de repousser beaucoup
d'expériments à l'aide de ces trois fins de non-recevoir,
il faut bien convenir aussi que le scepticisme en abuse
en général, et que la majorité opposante en a surtout
abusé à l'endroit de l'homœopathie. C'est là une arme
dangereuse à manier; car elle a un double tranchant, et
elle peut être retournée avec autant de vigueur et de
logique contre la posologie traditionnelle. La preuve,
c'est que les allopathes sceptiques s'en servent tous les
jours pour nier la thérapeutique usuelle. Comme résultats thérapeutiques, il existe dans les deux écoles des
faits très-positifs et très-certains. Nier la thérapeutique

pour que l'illustre aréopage proposât en 1862 un prix sur la valeur de l'expectation
dans la pneumonie. On aurait bien pu trouver les sujets d'expérimentation; mais
heureusement il ne s'est pas rencontré de concurrents pour ce prix *extraordinaire*.
L'Académie s'est empressée l'année suivante de retirer la question du concours. Elle
fera bien désormais de se défier des quelques membres qui ont osé lui conseiller et lui
faire commettre une pareille énormité.

« L'objection tirée de l'expectation, disait J.-P. Tessier, n'est qu'une tactique indigne d'un esprit scientifique. On ne s'aperçoit pas que cette objection tombe comme
une massue sur toutes les méthodes de traitement qu'elle frappe de réprobation. Quoi!
la pneumonie guérit si bien avec de l'eau claire, et vous lui opposerez saignée sur
saignée, l'émétique à dose énorme et répétée plusieurs jours, des vésicatoires qui
rendront le séjour au lit si pénible, dont le pansement sera chaque jour un nouveau
supplice! Qu'est-ce donc que la médecine, qu'est-ce que l'art, qu'est-ce que la science,
sinon la plus cruelle des mystifications? » *(Recherches cliniques sur la pneumonie
et le choléra.)* Cfr. Dr Jousset, *Art médical,* septembre et octobre 1862; avril 1863.

hahnemanienne, c'est jouer gros jeu ; car les homœopathes sont en droit tout aussi légitime d'attribuer à
la nature les faits thérapeutiques affirmés par leurs adversaires. Et alors, allopathes et homœopathes, au lieu
de vous disputer et de vous injurier, que ne faites-vous
comme ces augures romains qui ne pouvaient se re-
garder sans rire ?

Pour défendre votre thérapeutique, dirai-je aux allopathes, vous parlez de faits et de tradition. — Mais vous
oubliez que les homœopathes possèdent aussi des milliers
de faits, ce qui leur constitue une tradition propre, et
qu'ils ont également la tradition qui remonte jusqu'à
Hippocrate. Ils la connaissent beaucoup mieux que vous,
et en outre elle est toute en leur faveur dans ce qu'elle
a de bon et de légitime. —

Vous parlez de foi et de règles, de thérapeutique exacte,
rationnelle, et même physiologique. — Mais prenez-y
garde, la science ne se paie pas seulement de mots. Vous
n'avez ni foi ni loi[1], attendu que vous n'avez pas de
principes thérapeutiques, et que vous vivez la plupart
du temps de scepticisme, d'empirisme, de fantaisie ou
de polypharmacie. Et que devient alors votre thérapeutique exacte, rationnelle et même physiologique ? *Verba
et voces, et præterea nihil.*

S'il y a une foi thérapeutique, c'est surtout chez les
homœopathes ; ils l'ont même dans quelques cas trop
forte et trop robuste. S'il y a une règle et une médecine
exacte et rationnelle, c'est bien dans leur école, qui est

---

[1] Il n'y a plus en médecine, et depuis longtemps, ni principe, *ni foi ni loi;* nous
construisons une tour de Babel, ou plutôt nous n'en sommes pas là : nous ne construisons rien. (Marchal de Calvi, *France médicale.*)

fondée sur la règle et la raison de la loi des semblables. S'il y a une médecine physiologique, c'est à coup sûr chez eux, puisque leur thérapeutique a pour point de départ la physiologie même des médicaments.

Les allopathes ne peuvent réellement pas se défendre sur ce terrain, et s'ils persistent à nier de gaîté de cœur l'action des doses infinitésimales, voici ce que je dirai encore : — Non-seulement la négation des doses infinitésimales est une injure faite au bon sens scientifique, mais elle devient la négation de toute la thérapeutique, quelle que soit la dose des médicaments employés, par la simple raison que tous les arguments mis en avant contre les doses homœopathiques, sont tout aussi valables contre les doses traditionnelles. —

Et alors nous ne sommes plus médecins, il n'y a plus parmi nous que des anatomistes, des physiologistes ou des pathologistes. La médecine n'est plus cet art sublime qui guérit quelquéfois, qui soulage souvent et qui console toujours. Nous descendons au rôle des vils charlatans, et nos honoraires perdent leur signification élevée, pour tomber sous la prévention de pure escroquerie. Médecine pour médecine, celle des homœopathes serait encore bien préférable, puisque par leurs atténuations des médicaments ils évitent les nombreux accidents si familiers aux doses traditionnelles. Mais en somme, la meilleure médecine est celle des Chirigouans[1], qui se bornent à souffler autour de leurs malades ; au moins ils les contentent à peu de frais, et ils se gardent bien de les torturer pour les guérir.

[1] V. page 145.

Et voilà, Messieurs, les tristes conséquences où aboutit
la négation des doses infinitésimales, conséquences
contre lesquelles protestent tout le passé de la médecine, tout son honneur et la conscience publique ; et
c'est ainsi que les adversaires de l'homœopathie ont pris
à l'étourdi une attitude grosse de périls et de paralogismes. Heureusement que; à côté de cette logique implacable qui démontre les tristes conséquences de l'erreur,
nous avons la logique du bon sens et des faits, qui
démontre d'un autre côté que les doses employées par
les homœopathes ont une efficacité réelle tout aussi bien
que les doses employées jusqu'à ce jour par la majorité.

Ne croyez pas, du reste, que les adversaires de
l'homœopathie soient tous d'accord à repousser les doses
infinitésimales [1]. Je n'en veux d'autre preuve que les
emprunts nombreux que les allopathes font tous les
jours à la doctrine de Hahnemann. Il existe dans leurs
rangs une compagnie tout organisée de plagiaires. Ces
Messieurs passent silencieusement le Rhin, vont prendre
en Allemagne les procédés homœopathiques les plus
accrédités ; puis ils reviennent chargés de prétendues
découvertes. Ils se sont approprié le bien d'autrui, et
ces forbans scientifiques n'en continuent pas moins à
poursuivre de leurs injures ceux-mêmes qu'ils ont dé-
pouillés. Toutefois ces larcins malhonnêtes sont un
hommage implicite rendu aux doses infinitésimales,
puisque les homœopathes se servent de préférence de
ces doses, et que c'est à elles qu'ils attribuent plus par
ticulièrement leurs succès.

[1] V. Ludov. de Parseval, *loc. cit.*

III.

J'arrive maintenant aux objections diverses qui ont été faites contre les doses hahnemaniennes.

Voici une première objection : — Nous absorbons à chaque instant dans l'air et dans nos aliments, et rien qu'en entrant dans l'officine d'un pharmacien, une foule de substances médicinales à doses homœopathiques ; elles devraient produire sur nous des effets morbides. Or, il n'en est rien. —

Cette objection serait-elle insoluble, elle ne prouve rien contre les doses infinitésimales, si d'autre part leur action est parfaitement avérée. Tous les jours, dans les sciences d'observation, nous acceptons comme vrais certains faits, une fois qu'ils sont bien démontrés, quoiqu'ils soient en contradiction apparente avec d'autres faits collatéraux et de même ordre ; et nous nous gardons bien de nier la lumière, fût-elle entourée et d'ombre et de ténèbres.

Toutefois l'objection n'est pas sérieuse. Qui vous a dit d'abord que ces substances médicinales ainsi absorbées n'avaient pas d'action sur notre organisme ? Combien d'individus entrent, par exemple, dans la boutique du pharmacien, qui sont péniblement affectés de certaines odeurs ? Etes-vous bien sûr qu'une foule de malaises, d'indispositions, d'éruptions passagères, et même de maladies, ne tiennent pas à ces doses infinitésimales médicamenteuses répandues dans l'air et dans nos aliments ?

N'en avons-nous pas la preuve quasi évidente dans l'histoire des épidémies? Vous dites que tout le monde devrait en être affecté en pareille circonstance ; mais vous oubliez la loi de contingence dont j'ai déjà longuement parlé. Pouvez-vous expliquer pourquoi le choléra, par exemple, n'atteint pas tous les individus d'une population sur laquelle il sévit [1] ?

On fait une seconde objection, et l'on dit : — Les globules ont été analysés. Orfila, qui était un grand chimiste, n'y a pas trouvé la moindre trace de substances médicamenteuses. Donc les globules des homœopathes sont une pure mystification. —

Cette objection est tout au plus bonne à égarer le public, et ne peut partir que de gens intéressés à le tromper. L'homme sérieux, l'homme savant se gardera bien de la soutenir. J'avoue que l'analyse chimique n'a rien trouvé, et que même elle ne peut et ne doit rien trouver. Cela ne prouve qu'une chose, son imperfection et son impuissance. Qui ne sait que les réactifs les plus sensibles ne peuvent guère aller au-delà d'un millionième, c'està-dire au-delà des premières dilutions employées en homœopathie? La faute n'est donc point aux globules.

---

[1] Ne voit-on pas journellement des personnes malades pour avoir fait usage d'une autre eau que celle à laquelle elles étaient accoutumées, ou pour avoir changé d'habitation? La fièvre typhoïde reconnaît pour cause l'arrivée dans une grande ville. (L. de Parseval, loc. cit., p. 587.)

Nos eaux de Clermont sont très-faibles en carbonate de chaux par rapport à d'autres eaux potables ; elles sont *crues*. On leur reproche de développer assez facilement le goître. En admettant cette cause, fort contestable du reste, ne pourrait-on pas expliquer l'affection strumeuse par cette quantité trop minime et presque infinitésimale de carbonate de chaux? Nous aurions ici un fait pathogénétique remarquable; et il est prouvé d'autre part par la tradition depuis longtemps, même avant Hahnemann, que les préparations calcaires guérissent le goître. J'en ai guéri plusieurs par le calcarea administré à dose infinitésimale. L'emploi de la poudre d'écailles d'huîtres, comme antistrumeux, fait partie de la médecine populaire.

Mais à côté de ces procédés grossiers d'analyse, il en existe d'autres plus parfaits et plus puissants. C'est ainsi qu'avec de forts microscopes, et surtout avec le microscope solaire, qui est doué d'un pouvoir amplificateur prodigieux, on a pu constater dans les dilutions homœopathiques élevées des traces positives de médicaments métalliques, comme l'or et le mercure; et de plus, aujourd'hui, grâce à la magnifique découverte de MM. Bunsen et Kirchoff, qui ont doté la science d'un instrument merveilleux d'analyse, qu'on appelle l'analyse spectrale, le doute n'est plus permis; il a été complètement levé. On peut voir de ses propres yeux, dans les raies du spectre de la lumière électrique, ces mêmes médicaments que vous avez portés dans les globules à de hautes dilutions[1]. Donc l'analyse est toute en faveur des préparations homœopathiques; et quand vous dites qu'il n'y a pas de substance médicamenteuse dans les fameux globules, non-seulement vous faites erreur en niant la divisibilité

[1] Une application pratique de l'analyse spectrale est celle qui concerne l'étude chimique des eaux minérales. L'action incontestable des eaux de Plombières, par exemple, prouve qu'une eau peu chargée de substances minérales, peut pourtant être douée de propriétés thérapeutiques actives; seulement, ces matières sont contenues dans les eaux en proportions infinitésimales, et cette faible proportion avait triomphé jusqu'ici des méthodes perfectionnées et de l'habileté la plus exercée des opérateurs. L'analyse spectrale vient mettre entre les mains des chimistes un moyen d'une valeur inappréciable au point de vue de la sensibilité. L'observation des raies du spectre permet de constater très-nettement dans une dissolution la présence des quantités suivantes des divers métaux alcalins ou terreux : *neuf millionièmes de milligramme* de lithium; *trois millionièmes de milligramme* de sodium; *cinq cents millièmes de milligramme* de césium ou de calcium; *six dix-millièmes* de strontium, etc.

Cette prodigieuse sensibilité de l'analyse spectrale a engagé M. Grandeau à appliquer la nouvelle méthode à l'étude des diverses eaux minérales connues. Dans la séance du 14 avril 1862, M. Grandeau présentait à la *Société d'hydrologie médicale* de Paris le résultat de ses recherches. (L. Figuier, *Année scientifique,* 1863.)

M. Ozanam, au moyen de l'analyse spectrale, a pu constater la présence de diverses substances médicinales, jusque dans la huitième dilution. (V. *Art médical,* janvier et février 1862.)

à l'infini de la matière, mais vous êtes contredits par les faits les plus positifs, tellement positifs, que je ne crains pas de dire ce qu'on dit banalement en pareil cas : *Si vous ne voulez pas le croire, allez le voir!*

Les adversaires des disciples de Hahnemann ont coutume en outre d'invoquer contre eux bien des autorités, comme les Facultés, les Académies et Sociétés savantes, voire même nominativement plusieurs princes de la science.

Nul plus que moi n'aime à s'incliner devant les autorités scientifiques. Au milieu de notre génération révolutionnaire, j'admets encore le *Magister dixit;* mais il faut qu'on soit véritablement maître. Or, la première condition d'être maître et de faire autorité sur une question, c'est de l'avoir sérieusement étudiée. Je ne sache pas que les Facultés, les Académies et autres Sociétés savantes se soient jamais occupées des questions de pharmacodynamie homœopathique. Qu'on me montre à ce sujet leurs travaux et leurs discussions. Pour mon compte, je regrette leur silence, et il est fâcheux que ces Compagnies se soient constamment tenues en dehors du procès en litige sur le terrain scientifique : l'examen eût incontestablement provoqué la lumière. Sans doute j'aime à écouter les voix si autorisées de nos maîtres dans la science; mais malheureusement nul d'entre eux n'a étudié ni vérifié l'homœopathie, et pour moi, sur ce terrain, l'autorité des faits est au-dessus de l'autorité des maîtres.

Quel que soit mon respect pour la Faculté de Paris, qui m'a nourri de son lait, et pour l'Académie impériale de médecine, qui m'a octroyé quelques lauriers, je repousse complètement leur autorité en ce qui touche l'homœopathie; je les déclare incompétentes en la matière, parce qu'elles ne l'ont pas étudiée. Je blâme hautement leurs verdicts et leurs jugements dans l'espèce, parce qu'ils sont entachés et d'ignorance et de passion. Je vois bien de la persécution; mais je ne vois ni vérification ni discussion. Je vais plus loin sur cette question, et je dis que les Compagnies savantes sont en général incapables de vérification scientifique sérieuse. Je suis académicien de quelques Académies, et je sais comment tout s'y passe. Sur le terrain de l'observation, je n'ai foi qu'aux individualités. Les Compagnies savantes ne sont que des bureaux d'enregistrement et non pas de contrôle. Elles ont l'esprit de corps; et sur le terrain du progrès [1], elles sont le plus souvent des corps sans esprit réellement scientifique. L'histoire de toutes les Académies et Facultés est là pour le prouver. Le progrès, ce sont des individualités puissantes; en médecine, elles s'appellent Harvey, Haller, Bichat, Laennec et Hahnemann. Et voilà pourquoi je n'admets pas en droit et en fait l'autorité des Académies et des Facultés sur la question d'homœopathie.

Nous sommes maintenant fixés sur la valeur des autorités mises en avant contre cette doctrine. Mais que faut-il penser de certaines expériences dont on a fait grand bruit, et qui ont été faites dans les hôpitaux français en quelques jours ou quelques semaines? Faut-il les accepter comme ayant suffisamment démontré l'inanité des doses infinitésimales? Vous allez voir qu'ici le ridicule le dispute à la sottise scientifique.

[1] Joseph de Maistre avait parfaitement raison d'appeler les Académies des *murailles.*

En 1834, M. Andral expérimente dix-sept remèdes homœopathiques sur trente-cinq malades divers.

A l'hôtel-dieu de Paris, dans le service de M. Bally, M. Currie, médecin homœopathe, traite dix malades.

En 1832, à Lyon (service de M. Pointe), M. Gueyrard traite homœopathiquement quinze malades en dix-sept jours.

En 1855, M. Chargé soigne à Marseille vingt-six cholériques en huit jours par la méthode de Hahnemann; vingt et un morts.

M. Andral est, à ma connaissance, le seul allopathe français qui ait publié ses chiffres et ses résultats. On en a conclu à la nullité de l'homœopathie. Les trois autres expériences ont été faites par des homœopathes, et l'on dit qu'ils ont échoué. Telles sont les expériences que l'on met en avant pour déclarer l'impuissance de la méthode homœopathique.

Pour bien juger la question, supposons que dans ces quatre expériences les doses aient été massives. Est-ce que la science accepterait de pareils résultats pour ou contre sur le terrain même des doses médicinales habituelles? Les allopathes n'accepteraient pas pour eux les insuccès dans de pareilles conditions; pourquoi les mettre à la charge de leurs adversaires? La vérité a-t-elle deux poids et deux mesures?

Quoi! c'est avec quatre expériences sur quatre-vingt-six malades, traités probablement par plus de *cinquante* remèdes différents, que l'on ose formuler un arrêt de non-valeur contre toute la méthode thérapeutique hahne-manienne? Encore une fois, sur le terrain des doses massives, oserait-on le faire?

En nosographie, pour une simple question de symptôme ou de diagnostic, on exige numériquement de très-nombreuses observations, et pour peu qu'il y ait doute, on en appelle incessamment à de nouveaux faits, et c'est avec quatre-vingt-six observations que l'on veut juger tout un système thérapeutique, tandis que la tradition a mis des années, des siècles et des milliers de faits pour juger une seule propriété curative à propos d'un seul remède! Exemple : le traitement des fièvres intermittentes par l'arsenic.

Est-ce que les conditions d'observation thérapeutique ne sont pas autrement difficiles et compliquées que celles de l'observation nosographique?

Les expériences homœopathiques publiées au nom de M. Andral prouvent à la simple lecture que l'illustre médecin a administré les médicaments à ses trente-cinq malades sans la moindre connaissance des règles qui doivent présider à leur application. Et c'est à ce sujet que M. Jourdan, son collègue à l'Académie, a émis un jugement qui parait sévère, et qui n'est que trop mérité, en disant : « M. Andral n'aurait pas dû permettre qu'on attachât son nom à une chose qu'il est impossible de qualifier... *Ou la note entière est une plaisanterie, ou elle a été faite par un infirmier.* » Et c'est sur ces prétendues expériences que l'Académie de médecine, consultée en 1835 par le Gouvernement, sur la valeur de l'homœopathie, s'est appuyée pour repousser cette méthode thérapeutique. Il a suffi au docte aréopage de dix-sept remèdes différents expérimentés seulement sur trente-cinq malades par un de ses membres inhabile et novice en la matière, pour condamner Hahnemann et son

école! Les corps savants ne devraient pas se moquer à
ce point et de la science et du Gouvernement. De tels
jugements sont une page de plus à inscrire au chapitre
de la comédie humaine, dans la section des sciences et
des arts prétendus libéraux.

Après les essais si malheureux de M. Andral, il est
plus que permis de n'ajouter aucune foi à de simples
assertions et affirmations de quelques médecins qui disent
avoir expérimenté les globules homœopathiques et n'en
avoir obtenu aucun résultat.

Voici ce que disait M. Trousseau, il y a à peine trois
ans : « Pendant plus de six mois, à l'hôtel-dieu, en
compagnie d'un de mes très-bons amis [1], homœopathe
très-convaincu, j'ai fait des expériences avec des globules homœopathiques, et je vous déclare, sur mon
honneur, que jamais une fois dans ma vie je n'ai vu un
effet que je pusse et que je dusse rapporter à l'action
de ces remèdes [2]. »

En matière scientifique, Messieurs, et surtout dans
le grand procès qui est en litige, les paroles d'honneur
ne suffisent pas ; il faut des pièces à l'appui, c'est-à-dire
des faits nombreux, des observations complètes, où en
regard de la maladie parfaitement décrite figure le médicament parfaitement appliqué. C'est la condition *sine qua
non* de toute opinion à établir, de tout jugement à prononcer. Pour mon compte, je consens à respecter la
bonne foi du professeur Trousseau ; mais la noblesse
scientifique oblige à autre chose qu'à de vaines paroles,

---

[1] L'histoire rapporte que cet homœopathe très-convaincu, ami de M. Trousseau,
a passé des globules aux colis, et qu'il est devenu *entrepreneur de roulage*.

[2] *Conférences sur l'empirisme*, p. 51.

— 190 —

surtout dans une question si difficile et si contestée. Il faut des faits, il faut des masses de faits ; ce sont là les véritables paroles d'honneur scientifique. Que M. Trousseau produise en détail tous les faits de sa grande expérimentation semestrielle sur les globules, et alors on jugera. Et n'est-on pas en droit d'être exigeant et même sévère à l'égard du professeur de la Faculté de Paris, après les nombreuses erreurs qu'il a commises en pharmacodynamie, après la légèreté scientifique et les nombreux paralogismes qu'on peut lui reprocher dans ses attaques contre l'homœopathie, et en présence de ses *fantaisies* thérapeutiques ?

En vérité, tout cela n'est pas sérieux, pas plus sérieux que les pilules de mie de pain que le même professeur a expérimentées pour prouver la nullité des pathogénésies de Hahnemann[1]. Avec un pareil système d'expérimentation, je me charge de ruiner de fond en comble les vérités pharmacodynamiques les mieux établies, même avec les doses toxiques et massives.

Si le quinquina venait d'être importé tout nouvellement d'Amérique, je ne voudrais pas accepter en pareille circonstance et devant des esprits prévenus, de démontrer ses propriétés fébrifuges : je craindrais de le compromettre. Du reste, l'essai a eu lieu, et qui ne connaît les persécutions qu'ont subies ce médicament et bien d'autres encore ?

---

[1] A ces expériences de M. Trousseau, il faut ajouter celles de M. Béhier. M. Bouchardat, président actuel de l'Académie de médecine, me parlait aussi tout récemment de celles de M. Barth. Je voudrais bien qu'on en finît avec toutes ces expériences faites avec la mie de pain. Je demande qu'on les publie dans les règles accoutumées, *si toutefois on l'ose*, et alors on jugera. En matière scientifique, il faut autre chose que des assertions en l'air. On est vraiment étonné de voir des hommes éminents entretenir le public de pareilles sottises.

Les allopathes font souvent des défis aux homœopathes, et leur disent : — Prouvez-nous que vos doses guérissent. Si j'étais homœopathe, car je ne suis que médecin[1], je répondrais : — Commencez d'abord vous-mêmes à démontrer vos guérisons par vos doses traditionnelles. — Attendu que la preuve à fournir en embarrasserait plus d'un, on commencerait peut-être par être moins exigeant et plus juste pour les disciples de Hahnemann, et l'on finirait par comprendre un peu mieux les difficultés du problème.

Est-il juste de faire aux doses infinitésimales des conditions plus dures qu'aux doses massives? Est-il juste d'exiger des démonstrations thérapeutiques, alors qu'on éprouverait mille difficultés à en fournir soi-même? Est-il juste enfin de juger tout un système thérapeutique sur quatre expériences faites à la vapeur, tandis que la tradition n'a jugé une foule de faits de guérison isolés qu'avec la lenteur des siècles et des milliers de preuves?

Et d'un autre côté, puisqu'on met à la charge des homœopathes, comme insuccès, les quatre-vingt-six observations dont j'ai parlé, comment se fait-il qu'on ne tienne aucun compte en leur faveur des millions de faits qui ont paru dans la littérature hahnemanienne[2] depuis sa naissance? Sans vouloir les légitimer tous, je ne puis m'empêcher cependant de soutenir qu'ils ont en

---

[1] En fait d'écoles, je n'appartiens qu'à la médecine qui les comprend toutes, et je n'ai d'autre ambition que celle de rester *médecin*. *(Etudes sur l'action élective de l'aconit..... Gazette médicale.* 1855.)

[2] Les médecins qui connaissent l'allemand feront bien de consulter à ce sujet le vaste répertoire de Rückert, intitulé : *Klinische Erfahrungen in der Homœopathie,* 1854-1865.

général autant de valeur que les nombreux faits produits
tous les jours par l'école rivale. Je leur accorde même
une valeur plus considérable, parce qu'ils sont le résultat d'applications médicamenteuses plus régulières et
plus scientifiques [1].

J'arrive à une dernière objection, qui est celle de tout
le monde. Médecins et clients la font et la répétent sans
cesse; elle consiste à dire : — Nous ne comprenons pas
l'action des doses homœopathiques avec des quantités
aussi minimes; et par conséquent nous ne pouvons y
croire. —

Si l'on était obligé, Messieurs, de ne croire que les
choses que l'on comprend, le nombre des vérités que
nous possédons sur terre diminuerait singulièrement.
Que de choses que nous acceptons comme vraies, et que
nous ne comprenons pas, même dans l'ordre des sciences
physiques! Tous vous croyez à la photographie et au télé-
graphe électrique, et pourtant il vous est aussi impossible
de comprendre leur action que celle des doses infinitésimales. Dans les sciences d'observation, il ne s'agit pas
de comprendre; il suffit de constater. Vous croyez peut-
être comprendre la photographie? Il n'en est rien. Vous
constatez seulement qu'un pinceau de lumière forme une
image sur une plaque de collodion, et vous ne comprendrez jamais comment la lumière impressionne les sels

---

[1] Pourquoi ne tenir aucun compte des expériences faites dans les hôpitaux de Paris
par J.-P. Tessier? Il résulte des relevés faits sur les registres de l'hôpital Sainte-Marguerite, que Tessier avait eu, pendant les années 1849, 1850 et 1851, 399 décès sur
4,663 entrées, tandis que les services allopathiques du même hôpital donnaient un
chiffre de 411 décès sur 3,724 entrées. Ces chiffres incontestables dénotent la supériorité de la méthode homœopathique. M. Barth a dit en pleine Académie, à propos de
ces résultats, que c'était un mensonge. S'il y a mensonge, il retombe sur l'Administration des hôpitaux de Paris.

d'argent qui se trouvent sur la plaque. Il ne s'agit pas
de comprendre les doses infinitésimales, il s'agit seulement de vérifier leur action. Les globules agissent-ils,
oui ou non, sur l'organisme humain? Voilà tout le problème à résoudre. Les badauds veulent toujours comprendre ; les hommes de science et d'esprit ne demandent
qu'à constater.

On a dit qu'il n'y avait rien d'absurde comme un fait.
Il y a quelque chose de plus absurde, c'est de repousser
les faits, quand ils sont bien avérés, précisément parce
qu'on ne les comprend pas.

Toutefois, pour satisfaire ce besoin naturel de l'esprit
humain, qui veut tout expliquer et tout comprendre, les
théories ne manquent pas aux doses infinitésimales. On
a donné beaucoup d'explications à leur sujet; et parmi
elles, je choisis celle qui me parait la plus raisonnable et
la plus. claire.

Les médicaments introduits dans notre organisme ne
peuvent agir que par leur surface. Dans nos pilules et
nos potions à doses massives, ils ne sont qu'à un état de
division très-grossière. S'ils ne font pas souvent plus de
mal, c'est qu'ils ne présentent aux vaisseaux absorbants
que peu de surface; il est probable qu'une grande partie
de ces médicaments reste inactive, vu la grossièreté de
la division. Que font les dilutions et les triturations homœopathiques? Elles ne font que multiplier les surfaces
des corps médicamenteux, seule chose nécessaire pour
leur action.

Les corps sont composés de molécules et d'atomes.
La ténuité des molécules est prodigieuse. On a calculé
que le plus petit cristal cubique, d'un millième de milli-

mètre de côté, à peine visible au microscope, renferme cependant plus de cent milliards de molécules.

Figurez-vous une pilule d'or de la grosseur des pilules ordinaires. Une fois jetée dans le corps humain, elle ne peut y agir que par sa surface. Soumettez maintenant cette même pilule au laminoir; vous allez développer des millions de fois cette même surface. Et que si vous prenez sur ce développement une surface égale à celle de la pilule, vous devez avoir une action égale et même supérieure, puisqu'en mettant cette surface laminée, véritable dose infinitésimale, dans du sucre de lait ou de l'alcool, vous obtenez par la trituration ou la dilution une plus grande division moléculaire, nouvelle multiplication des surfaces, et vous rendez votre quantité infinitésimale d'or pour ainsi dire plus active.

Telle est la théorie fort simple que l'on peut donner pour faire comprendre l'action des doses homœopathiques. Elle est d'accord avec tous les faits de la physique moléculaire. Elle peut suffire à ceux qui demandent à comprendre, et les faits restent toujours pour ceux qui ne demandent qu'à les voir bien constatés.

Avec les doses infinitésimales, on peut avoir les mêmes surfaces d'action qu'avec les doses massives; et vu la séparation plus considérable des molécules par les véhicules employés, on obtient un état de division moléculaire plus parfait, d'où l'on peut concevoir une action plus précise et plus forte; ce qui permet de comprendre la loi du dynamisme médicamenteux posée par Hahnemann; ce qui permet d'expliquer que moins il y a de matière, plus il peut y avoir d'action, par la simple raison que les surfaces de cette matière sont développées considéra-

blement par une plus grande division moléculaire. On
comprend aussi très-bien comment le lycopode et la silice,
autrement dit le caillou vulgaire, dont on s'est tant moqué, acquièrent par leur division extrême qui les rend
solubles, des qualités médicamenteuses qu'elles n'ont
pas à doses massives. Qu'est-ce que c'est que la solu-
bilité, sinon la multiplication des surfaces par la division
moléculaire?

Hufeland avait donc raison de dire à propos des
doses infinitésimales : « Etendre une substance, est-ce
donc constamment l'affaiblir? » On disait autrefois :
Corpora non agunt, nisi soluta. Dites *diluta*, ce
qui est absolument la même chose; et cet adage traditionnel et incontestable a toute sa valeur sur le terrain des doses infinitésimales : il en est la véritable
formule.

J'ai répondu à toutes les objections sérieuses faites
contre les doses infinitésimales. Mais voici que je vous
entends tous me dire : — Oui, nous reconnaissons que
la matière est divisible à l'infini, et qu'il y a de la matière
dans les globules ; nous comprenons que les Académies
et les Facultés ont mal jugé l'homœopathie, et que les
expériences faites dans les hôpitaux français pour prouver
la nullité d'action des doses infinitésimales, sont illusoires. La preuve la plus forte que vous ayez donnée à
l'appui de ces doses, c'est certainement l'affirmation
universelle et unanime des homœopathes. Mais en dehors
de cette preuve morale, n'y a-t-il pas des preuves directes
et décisives?—

Oui, Messieurs, et c'est ici le moment de vous faire

réellement voir l'action des doses infinitésimales, ainsi que je vous l'ai promis.

Avant d'aborder les preuves qu'on peut appeler visibles, disons un mot des eaux minérales. Les gens du monde ont coutume de citer ce genre de médicaments en faveur des globules, et ils ont raison. C'est qu'en effet ces eaux médicatrices sont composées d'éléments minéralisateurs qui y sont pour la plupart à l'état de dilution homœopathique. Il existe une classe singulière d'eaux minérales, que la science a nommées acratiques, indifférentes ou amétallites, parce que la chimie ne peut plus y atteindre les éléments minéralisateurs. Dans leurs dilutions infinitésimales, ils échappent à ses réactifs trop grossiers ; mais depuis la découverte de l'analyse spectrale, c'est-à-dire depuis quatre ans, ces mêmes éléments ont pu être déterminés et quant à leur nature et quant à leur dose; et le procédé merveilleux de MM. Bunsen et Kirchoff a permis de constater dans les eaux minérales la présence de corps inconnus, tels que le cœsium et le rubidium, et le haut degré de dilution sous lequel ils se présentent dans ces liquides médicamenteux. C'est ainsi que l'hydrologie est venue donner raison à Samuel Hahnemann à propos des doses infinitésimales [1].

A côté de cette preuve évidente pour tous, il existe une foule de preuves réellement visibles; je veux vous en faire passer quelques-unes sous les yeux.

On sait que les émanations végétales sont quelquefois causes déterminantes de maladies [2], que la présence de

[1] V. *Eloge de Michel Bertrand,* par Imbert-Gourbeyre. Clermont-Ferrand, 1861.
[2] Chomel. *Pathologie générale.*

fleurs odoriférantes dans les appartements a produit des céphalalgies, des vertiges, des syncopes, des vomissements et autres symptômes[1], et même la mort[2].

Combien de fois l'odeur du musc n'a-t-elle pas causé des syncopes, des convulsions et autres accidents? Je vous ai déjà parlé de ce grain de musc qui ne perd pas de son poids, tout en remplissant pendant nombre d'années de ses émanations odorantes un grand espace dans lequel l'air se renouvelle chaque jour. C'est Boyle qui a fait cette expérience. Et cependant, vingt ans durant, il s'est échappé de ce corps des molécules innombrables et actives, à ce point que sur les personnes qui ont séjourné momentanément dans cet appartement, plus de la moitié ont été impressionnées; les unes ont eu des éblouissements, les autres des céphalalgies, celles-ci des tintements d'oreilles, ceux-là des vomissements, d'autres des crises de nerfs variées[3].

Je connais un maître charpentier de cette ville qui ne peut pas entrer dans une pharmacie sans être pris immédiatement d'extinction de voix, si l'on vient à ouvrir devant lui un flacon de musc. L'expérience a été souvent répétée dans une officine de notre cité.

Je connais aussi un professeur du lycée qui ne peut pas sentir l'odeur de l'acacia commun sans être pris immédiatement d'envies de vomir et même de vomissements. Or le *robinia pseudo-acacia*, pris en substance, jouit de propriétés émétiques très-positives.

Il est prouvé par une foule de faits que des émanations

---

[1] Lévy. *Traité d'hygiène.*
[2] *Dictionnaire des sciences médicales.*
[3] L. de Parseval. Loc. cit.

mercurielles auxquelles on a été exposé même passagè-
rement, peuvent déterminer la salivation.

« L'influence de l'ipécacuanha sur l'appareil respira-
toire, dit M. Trousseau, est fort remarquable. Nous
avons connu à Tours et à Saint-Germain-en-Laye deux
pharmaciens qui étaient pris d'un accès d'asthme toutes
les fois qu'on ouvrait dans leur boutique le flacon renfer-
mant l'ipécacuanha en poudre. On trouve dans les *Trans-
actions philosophiques* la relation d'un fait semblable [1]. »
Le docteur Chargé a cité un fait analogue à propos d'un
pharmacien de Marseille [2].

Vous pouvez tous répéter l'expérience suivante du
professeur Bouchardat, qui vous rendra plus visible
encore l'action des doses infinitésimales. Mettez un
milligramme d'iodure de mercure dans vingt litres d'eau.
Plongez des poissons dans cette dissolution, ils y péris-
sent en quelques secondes. Cette proportion de sel
mercuriel est à un vingt-millionième par rapport à la
masse du liquide; elle échappe dans ces conditions aux
réactifs chimiques les plus sensibles, et l'on se demande
quelle est la quantité que les poissons ont pu en ab-
sorber.

Voulez-vous voir encore mieux les doses infinitésimales
en action? Prenez un morceau de racine de valériane, et
jetez-le à un chat. Voici que l'animal est tellement im-
pressionné par cette racine odorante qu'il se roule par
terre en s'agitant dans un genre de convulsions bien
connues.

Et tous ces faits que je viens de citer sont des preuves

[1] *Traité de thérapeutique*, 1855, t. I, p. 676.
[2] *L'homœopathie et ses détracteurs*, p. 177.

visibles de l'action des doses infinitésimales. Toutes ces
odeurs, toutes ces émanations sont des dilutions atmosphériques de matière médicamenteuse égales et même
supérieures aux dilutions de l'école hahnemanienne.
Et comment, en présence de ces milliers de faits devenus
vulgaires, ose-t-on s'amuser à nier l'action des doses
homœopathiques?

Que si l'on venait dire que ce sont là des faits exceptionnels, je répondrais simplement que ce sont des exceptions qui confirment la règle, attendu que tous les
médicaments n'agissent pour ainsi dire qu'exceptionnellement en vertu de la loi de contingence ou d'individualité,
et que toutes nos pathogénésies ne sont et ne peuvent être
en un sens que des répertoires de symptômes exceptionnels, puisque les médicaments varient sans cesse d'action,
suivant chaque réceptivité ou sensibilité individuelle :
Quot capita, tot sensus.

La machine humaine est un instrument merveilleux,
doué d'une sensibilité exquise à l'endroit de tous les
corps pondérables ou impondérables avec lesquels on
le met en contact; sensibilité qui devient d'autant plus
grande que les actions mécaniques disparaissent pour
faire place aux actions moléculaires et aux forces pures
des agents subtils, comme la lumière et l'électricité.
Les procédés d'analyse chimique et spectrale ne sont
que des procédés grossiers à côté de l'analyse humaine
faite sur ce corps où Dieu a jeté son souffle, c'est-à-dire
la vie. C'est là la machine d'expérimentation par excellence; et c'est là ce qui donne une si haute valeur au
procédé hahnemanien de l'expérimentation pure.

J'ai voulu aussi, Messieurs, voir par moi-même les

doses infinitésimales à l'œuvre, et je les y ai réellement vues en m'adressant à l'analyse humaine.

Avant de passer des pilules aux globules, il s'agissait pour moi de savoir si je pouvais en toute science et conscience administrer ces derniers. J'étais déjà convaincu de la valeur de l'homœopathie sur le terrain de la loi des semblables, que je ne croyais pas encore à l'action des doses infinitesimales. Toutefois je me mis à l'œuvre pendant plusieurs années, expérimentant de toute manière l'arsenic à des dilutions bien diverses, en prenant la voie la plus courte et la plus sûre, la voie physiologique, c'est-à-dire l'expérimentation sur l'homme en pleine santé; et après un nombre considérable d'expériences faites sur moi-même, sur des élèves et sur de nombreux individus relativement sains, j'ai vu et je vois encore tous les jours des symptômes arsénicaux se développer avec une grande fréquence et facilité; symptômes tout à fait visibles, comme de nombreuses éruptions à la peau, des saignements de nez et des inflammations des yeux à tous les degrés; et d'autres fois des symptômes très-accusés pour les sujets, comme des démangeaisons partielles ou générales, et de vives douleurs sur le trajet des nerfs et sur les membres.

Le rédacteur en chef du *Moniteur des sciences médicales* de Paris m'avait mis au défi, il y a quatre ans, de prouver l'action des doses infinitésimales, s'engageant avec dix de ses amis à faire des expériments contradictoires. Je lui ai répondu en publiant un an après toutes mes expériences et recherches sur l'arsenic infinitésimal, dans un très-long travail inséré dans la *Gazette médicale*[1].

[1] *Etudes sur quelques symptômes de l'arsenic.*

Et je disais alors : « Je livre avec confiance au public médical les expériences que j'ai faites, n'ayant qu'un désir, celui de les voir répétées sur une grande échelle... Il existe dans Paris un grand nombre d'hôpitaux, des chefs de service éminents, des internes et de nombreux élèves intelligents et amis de la science : qu'ils répètent mes expériences sur eux-mêmes et des sujets choisis *ad hoc*... Dans la moitié des cas au moins, on doit arriver à constater des symptômes positifs avec l'arsenic infinitésimal. Les conditions de cette expérimentation, comme de l'expérimentation en général, sont l'attention, la patience et la multiplicité des expériences. Qu'on en fasse beaucoup, en y apportant l'attention requise, et l'on finira par y voir très-clair...

» J'ai cité un assez grand nombre de faits en faveur des doses infinitésimales; mais en pareille matière, lire ces faits ne doit pas suffire. On comprendra beaucoup mieux tout ce que j'ai dit, si l'on prend la peine de vérifier mes expériments. Loin de redouter le contrôle, je le désire et l'appelle de tous mes vœux.

» J'attends donc avec confiance toutes les contre-expérimentations; et, l'avouerai-je, j'espère gagner le procès en litige, à moins que l'arsenic de Clermont ne jouisse pas des mêmes propriétés que celui de Paris. »

Eh bien, Messieurs, j'attends encore ces contre-expérimentations, et je les attendrai longtemps, parce que je connais les adversaires de l'homœopathie. Ils seront toujours hardis à plaisanter, à injurier, voire même à persécuter; mais ils reculeront en même temps devant toute discussion sérieuse, et devant des expérimentations longues, complètes et difficiles. A Paris et ailleurs, on

continuera à nier les doses infinitésimales ; on sourira
même de pitié à ce sujet en prenant des poses tout à fait
doctorales, et l'on se gardera bien de demander à l'observation exacte de quel côté se trouve la vérité ; ce qui
serait plus scientifique, plus digne et plus loyal.

Oui, je dis plus loyal, parce que la déloyauté scientifique est l'arme favorite de certains adversaires de l'homœopathie. Pour eux, tantôt les fameux globules sont
sans action et ne sont qu'une mystification pure ; tantôt
ce sont des poisons énergiques qui altèrent profondément
la santé des malades. Et c'est là le double jeu que l'on
joue par-devant les clients, pour former leur opinion,
surtout dans ce Paris médical où le *primo vivere* domine
de beaucoup le *deinde philosophari*.

J'en ai fini avec les globules. Ils agissent positivement.
ou bien la matière n'est pas divisible à l'infini ; l'action
des doses infinitésimales est vraie, ou bien depuis cinquante ans il y a dix mille homœopathes qui ont menti
et mentent tous les jours à la science, à eux-mêmes et
à la société ; il est impossible de nier l'action des doses
homœopathiques, ou bien il faut se refuser à toute évidence, et déclarer que la médecine n'est qu'un mensonge
et une effroyable exploitation de l'humanité. Adversaires
de l'homœopathie, choisissez maintenant !

Il y a plus de deux mille ans que les allopathes vivent
d'une posologie uniforme, étroite et dangereuse ; et *à
priori* il est absurde de se croire obligé de donner les
remèdes toujours à peu près aux mêmes doses, suivant
une échelle qui, pour les substances actives, varie à
peine de un jusqu'à dix.

Il est absurde de se croire condamné à augmenter les

doses d'un remède, quand il n'agit point, et surtout qu'il n'agit plus, parce qu'il y a du danger pour le malade à *jouer* ainsi *à la hausse*.

Il est absurde de mettre un médicament de côté parce qu'il agit trop, et de dire alors qu'il n'est pas toléré. L'intolérance des remèdes ne tient qu'à des doses excessives. *Jouez à la baisse*, diminuez vos doses ; là est tout le secret.

Il est encore plus absurde de corriger l'action d'un médicament par un ou plusieurs remèdes, c'est-à-dire de faire de la polypharmacie.

Oui, il faut réformer notre posologie par l'adjonction des doses infinitésimales, et alors elle deviendra une échelle immense : en haut, les doses toxiques ; au milieu, les doses moyennes ; au-dessous et à des degrés non encore limités, les doses infinitésimales. Le médicament peut guérir à toute espèce de doses. On peut être à la rigueur homœopathe sans pratiquer les doses hahnemaniennes ; mais on ne peut pas être médecin complet sans elles, parce qu'il est une foule de cas où les doses infinitésimales sont préférables, et parce qu'il est des médicaments qui ne peuvent agir qu'à ces doses. Et d'un autre côté, il est des cas où les doses massives ou réfractées doivent être employées de préférence, comme aussi il est quelques médicaments qui ont peu ou point d'action au-dessous des doses traditionnelles. En un mot, pour combattre la maladie, il faut être armé de toutes pièces ; il faut avoir de la grosse et de la petite artillerie, toute espèce de revolvers et de munitions, depuis le boulet jusqu'à la balle et au menu plomb, depuis le bol et la pilule jusqu'au globule à toute espèce de dilutions.

Ici, Messieurs, se termine ma mission. J'ai tâché de remplir mon programme, en vous démontrant l'homœopathie dans ses deux points fondamentaux, le principe des semblables et la question des doses. Et je conclus de tout ce que j'ai dit, que la doctrine de Hahnemann est une grande, belle et sérieuse doctrine, qu'elle est tout l'avenir de l'art de guérir, qu'elle est une question posée entre la routine et le progrès, et qu'elle est la seule voie pour nous tirer du chaos où nous sommes à cette heure en thérapeutique.

L'homœopathie n'a besoin que de la lumière; elle ne la craint pas, elle la demande. Elle réclame le grand jour, c'est-à-dire un enseignement public et par des chaires officielles, et par la libre pratique des hôpitaux. Elle n'a d'autres obstacles à vaincre que l'ignorance et la persécution; et c'est pourquoi tôt ou tard elle arrivera au triomphe.

J'ai divisé, pour la clarté de la discussion, les médecins en allopathes et en homœopathes. Je n'admets pas ces divisions; la médecine est une. Nous sommes tous au même titre des pionniers de la science; il n'y a chez nous que des travailleurs. Notre art est une Californie immense, divisée en une foule de stations où chacun étudie et exploite le sable aurifère. Honneur, succès et liberté au plus actif et au plus intelligent !

La science ne vit que par la liberté; l'indépendance est sa meilleure protection : « La médecine, disait Sarcone, est une vraie république où chaque citoyen médecin a le droit d'exposer publiquement et ses idées et ses pensées [1]. » En ce qui touche l'homœopathie, le Gouver-

---

[1] Ars medica respublica est, in qua quilibet medicus, illius civis, jure gaudet ideas et cogitationes suas palam facere.

nement doit protéger l'avenir de la science contre la routine et les passions de la majorité ; car la minorité est ici en possession d'un progrès véritable qu'il est urgent de seconder.

C'est sous l'influence de ces sentiments que je suis venu défendre ici la doctrine de Hahnemann devant toutes les parties intéressées. Si j'ai parlé en sa faveur, c'était non-seulement pour mettre en relief les vérités immenses qu'elle apporte et qu'on voudrait étouffer ; c'était aussi pour défendre la liberté scientifique attaquée et foulée aux pieds sur ce point. Quoique soldat obscur d'une cause persécutée, je puis me rendre le témoignage que j'ai combattu hardiment le combat de la vérité contre l'erreur, et aussi le combat de la liberté contre l'oppression.

Et en vous quittant, Messieurs, il me reste quelques comptes à régler avec vous ; car je reconnais que je suis votre débiteur. Vous m'avez fait faire en quelques mois un véritable livre. C'est à votre occasion, c'est pour vous que je l'ai fait. C'est vous qui lui avez donné sa forme et son allure, en m'obligeant à vous présenter en faveur de l'homœopathie un véritable plaidoyer, où j'ai essayé de parer une science abstraite et austère de quelques ornements empruntés à l'art des orateurs. Ce livre fait, vous avez applaudi à sa première lecture, et je vous en remercie. Ce bruit si flatteur fera un écho prolongé dans mes souvenirs.

Puisse maintenant ma parole écrite, en sortant de cette enceinte et en s'adressant au grand public, trouver la même sympathie et le même succès ! Je le désire pour le triomphe de la vérité et l'extension de la liberté.

Je vous demande pardon, Messieurs, de vous avoir retenus aujourd'hui plus longtemps que de coutume. J'ai fait comme l'ami qui va quitter un autre ami peut-être pour toujours, et qui se plaît à retarder l'heure de la séparation. Je tenais à serrer quelques instants de plus vos mains dans les miennes, et à vous dire un adieu sympathique et reconnaissant.

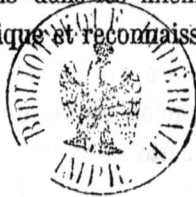

TABLE

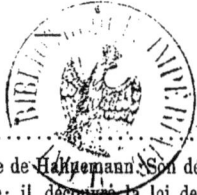

CLERMONT-FERRAND, TYPOGRAPHIE MONT-LOUIS. — 3100.

LIBRAIRIE DE J.-B. BAILLIÈRE & FILS

ESPANET. **Traité méthodique et pratique de matière médicale et de thérapeutique,** basé sur la loi des semblables. Paris, 1861, in-8 de xxxii-808 p. .... 9 fr.

FREDAULT. **Physiologie générale.** Traité d'anthropologie physiologique et philosophique. Paris, 1863, in-8, xvi-854 p. .... 11 fr.

TABLE DES MATIÈRES. — Prolégomènes historiques. — LIV. I. De l'unité de l'espèce humaine (définition de l'homme). — LIV. II. Des causes ou principes. — LIV. III. Des actes (classification). — LIV. IV. Des relations dans l'homme. — LIV. V. Des modalités. — LIV. VI. De la vie et de la mort.

— **Des rapports de la doctrine médicale homœopathique** avec le passé de la thérapeutique. Lettre à M. le docteur J.-P. Tessier. Paris, 1852, in-8 de 84 p. .... 1 fr. 50

GRANIER (MICHEL). **Conférence sur l'homœopathie.** Paris, 1858, in-8, viii-524 p. .... 5 fr.

— **Des homœopathes et de leurs droits.** Paris, 1860, in-8 de 170 p. .... 2 fr. 50

GRIESSELICH. **Manuel pour servir à l'étude critique de l'homœopathie,** traduit de l'allemand par le docteur Schlesinger-Rahier. Paris, 1849, in-12, viii-416 p. .... 3 fr.

Ce volume renferme tous les développements nécessaires à l'intelligence de la doctrine médicale homœopathique. Il indique au débutant la route dans laquelle il doit ensuite marcher seul pour arriver au but. L'auteur a cru devoir élaguer beaucoup de théories plus ou moins ingénieuses, inutiles au lit du malade; mais il a voulu donner à la doctrine du *simile* une base physiologique et pathologique qui obtiendra l'assentiment de tous les vrais amis du progrès et de l'homœopathie.

HAHNEMANN (SAMUEL). **Exposition de la doctrine homœopathique,** ou **Organon** de l'art de guérir, traduit de l'allemand, sur la dernière édition, par le docteur J.-L. Jourdan. 4e édition, augmentée de commentaires et précédée d'une notice sur la vie, les travaux et la doctrine de Hahnemann, par le docteur Léon Simon père. Paris, 1856, in-8, xlviii-568 p., avec un portrait gravé sur acier. .... 8 fr.

— **Etudes de médecine homœopathique,** par le docteur S. Hahnemann. Paris, 1856, 2 vol. in-8 de chacun 600 p. .... 14 fr.
  Chaque volume se vend séparément. .... 7 fr.

JAHR (G.-H.-G.). **Principes et règles** qui doivent guider dans la pratique de l'homœopathie. Exposition raisonnée des points essentiels de la doctrine médicale de Hahnemann. Paris, 1857, in-8, xvi-528 p. .... 7 fr.

JAHR (G.-H.-G.) et CATELLAN FRÈRES. **Nouvelle Pharmacopée homœopathique,** ou Histoire naturelle, préparation et posologie ou administration des doses, des médicaments homœopathiques, 3e édition, revue et considérablement augmentée. Paris, 1862, in-18 jésus, x-436 p., avec 144 fig. .... 7 fr.

PARSEVAL (LUD. DE). **Observations pratiques de Samuel Hahnemann,** et classification de ses recherches sur les propriétés caractéristiques des médicaments. Paris, 1857-1860, in-8, 398 p. .... 6 fr.

TESTE. **Traitement homœopathique des maladies aiguës et des maladies chroniques des enfants.** 2e édition, revue et augmentée. Paris, 1856, in-12 de 416 p. 4 50

TESTE. **Systématisation pratique de la matière médicale homœopathique.** Paris, 1853, in-8 de 600 p. .... 8 fr.

Clermont, typ. Mont-Louis. — 3100.

www.ingramcontent.com/pod-product-compliance
Lightning Source LLC
Chambersburg PA
CBHW070521200326
41519CB00013B/2881